协和名医谈两性健康系列丛书

# 疾病与男子性健康

李宏军　许　蓬　编著

中国协和医科大学出版社

图书在版编目（CIP）数据

疾病与男子性健康／李宏军，许蓬编著．—北京：中国协和医科大学出版社，2018.6

（协和名医谈两性健康系列丛书）

ISBN 978 - 7 - 5679 - 1092 - 8

Ⅰ.①疾… Ⅱ.①李… ②许… Ⅲ.①男性 - 性医学 Ⅳ.①R167

中国版本图书馆 CIP 数据核字（2018）第 115093 号

协和名医谈两性健康系列丛书

**疾病与男子性健康**

编　　著：李宏军　许　蓬
责任编辑：孙阳鹏

出版发行：**中国协和医科大学出版社**
　　　　　（北京东单三条九号　邮编 100730　电话 65260431）
网　　址：www.pumcp.com
经　　销：新华书店总店北京发行所
印　　刷：北京玺诚印务有限公司

开　　本：710×1000　1/16 开
印　　张：12.75
字　　数：180 千字
版　　次：2018 年 6 月第 1 版
印　　次：2019 年 9 月第 3 次印刷
定　　价：38.00 元

ISBN 978 - 7 - 5679 - 1092 - 8

　　男人要性福，更应要性命。性福与性命何者重要是不言而喻的事情，而一旦男人遭遇到疾病的危害，该如何面对妻子，如何平衡性福与性命，值得探索。随着社会的发展和时代的进步，慢性病患者以及残障人士对于和谐、美满性生活的追求也与日俱增，对于此类人群的性需要尚未引起医学界和社会的足够重视。

　　在当今社会中，男性作为家庭和社会的强者也会有其软弱的一面，尤其是在他们遭遇到各种急慢性疾病和男科疾病时，则表现出身体和情感上的双重脆弱，以及患病后该如何面对家庭生活和性生活的问题，均会让他们不知所措、一筹莫展，常会表现出"外强中干"的真面目。目前，主动提出恢复性要求的各种慢性疾病患者和残障人士并不多见，但是仍然大有人在，即使对于那些没有主动提出请求的患者，他们的心里也多数是愿意恢复性能力的，只是由于担心疾病的加剧或羞于开口，还有可能是不知道向谁求助，以及对能否得到很好回应的顾虑。因此需要加强该领域的宣传和引导。对诊断慢性疾病所带来的伤心悲痛以及对形体的关注可以让男人性欲低下并产生抑郁情绪。疲劳、紧张、焦虑和抑郁等，都可能让患者丧失恢复性活动的勇气或诱发性功能障碍。此外，男人的问题也需要女人的理解和支持，并需要配偶尽量调整性活动方式来迎合丈夫在生理或机械体位上的特殊需求。

　　由于各种疾病患者的生理和心理上的特殊性，决定了其尚不具备与正常人群相当的性能力，且有必要在专科医生的指导下获得"性"福。本书将告诉你男性的常见疑难问题，介绍如何应对男科常见疾病的知识，让男性摆脱男科疾病的烦恼，勇敢面对生活。该书是男性和女性正常性生活、预防男科常见疾病的必备参考读物，也为临床医师和科普工作者提供了良好的素材。

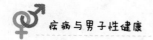 

　　此书适用于各个领域内的疾病患者以及关心男性健康的公众，并为专门从事男科学临床和研究领域的医生、学生、健康咨询者提供了大量宝贵的资料。由于编写时间有限，以及编著的专业领域所限，一定存在诸多疾病没有被纳入到本书内，恳请读者不吝赐教，以利于再版修订。

李宏军

2018-01-17

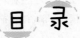

目　录

第一章　全身性疾病

## 第二章 生殖系统的常见疾病

## 第三章　生殖系统的感染性疾病

## 第四章　夫妻互动与求治

第一章
全身性疾病

# 1. 肥胖的男人多不"性"福

肥胖的人常常给人一种外观臃肿、行动笨拙、思维迟钝的感觉，如果正当壮年的男人是一位大腹便便的胖子，可能还会多一种苦恼：几乎没有女人会对过度肥胖的男人有性趣。对妻子来说，肥胖的丈夫可不是什么理想的特征。实际上，肥胖不但让男人遭遇许多疾病的困扰，如糖尿病、高血压等，还可以影响性感的激发和性能力的行使，同时这些疾病反过来又加重了男人的不"性"程度。

 ## 肥胖让男人的雄性激素下降

肥胖大部分属于一种外部表现而不是疾病，非病态的肥胖可能与遗传或内分泌原因所引起的特征性的身体过分发胖有关，而这种遗传和内分泌原因本身就可能是造成部分男人性能力低下的重要原因之一。

即使没有内分泌疾患和遗传疾病的肥胖者，也有性激素水平改变的可能，主要表现为血浆睾酮（男人的特征性激素）水平明显低于不肥胖的男性（过多地溶解于脂肪组织内），而且游离睾酮（直接行使雄激素功能的睾酮）水平也下降，血清和尿中雌激素水平增高（在芳香化酶的作用下由雄激素较多地转化而来）。

 ## 肥胖男人的六种不"性"

肥胖除了使男人们的雄性激素普遍下降外，还可以给男人带来包括勃起功能障碍在内的六种不"性"。

（1）肥胖男人大大增加出现与性问题相关疾病的危险性：糖尿病、高血压等疾病在肥胖男人中的发生率远高于没有肥胖的人，而糖尿病患者发生性问题比例

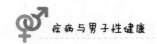

较高，勃起功能障碍（ED）已经是糖尿病一个不容忽视的并发症；此外如降血压药物、治疗秃发的药剂、性激素类药物、镇静剂、胃药与安眠药等，都可能会对性功能造成一定程度影响。

（2）一般情况下，肥胖男人的血管硬化程度偏高，血液内的血脂和胆固醇等成分较高，血液流畅度自然较低，造成阴茎的充血功能降低，容易出现ED。

（3）因为解剖上的变化会让肥胖男人阴茎勃起的长度变短，阴茎主体的巨大部分可能"埋没"于肥厚的耻骨前的脂肪内，而形成"隐匿阴茎"。同时，由于阴茎的表皮组织细胞往往被脂肪细胞所覆盖和取代，使阴茎对性刺激的敏感度降低，导致性功能障碍。

（4）肥胖男人由于内分泌激素水平的改变，使得男人对嗅觉、视觉和感官上的性刺激反应迟钝，造成对性冲动的排斥，导致无法产生性欲。研究报告显示，如果男人失去视觉上的刺激，丧失性欲的程度可达到40%～50%。

（5）许多肥胖男人在自我形象和自信心上存在问题，并常导致个人社交上的闭塞及抑郁的增加，因此而影响性生活，以致避免性活动，因为他们害怕对方拒绝或被对方认为自己是奇形怪状和笨头笨脑的。有些肥胖男人甚至因为自己的形体"不佳"而降低标准，选择自己可能并不十分喜欢的女人为妻，这将明显地影响到"性"趣和性能力的正常发挥。

（6）过于肥胖的男人，性交时可能发生行动和姿势不便：有些肥胖男人的腰围和股围是如此之大，以至性交时阴茎难以进入阴道，这种情况在夫妻都是大胖子时更为明显。妻子对肥胖丈夫的体形总是感到不满意，可能会采用施加压力或引诱等多种手段使他们减肥，如取消肉体上的亲昵等，但是这些措施可能成为婚姻关系中的不稳定因素。

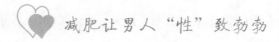

减肥让男人"性"致勃勃

让肥胖男人感觉到振奋的一件事情是，肥胖与男人性功能障碍之间存在着可逆性的关系，即如果肥胖患者减肥瘦下来之后，雌激素和雄激素的比例失调可以得到重新调整，对男人性功能障碍的恢复有很大的帮助。男人减肥程度如果达到10%~15%，对性功能障碍就会自觉有相当幅度的改善，幅度在30%~50%。一些专家特别针对肥胖男人提出呼吁，希望重视肥胖对于性功能的影响，以免无法"性"致勃勃，造成遗憾。

对于胰岛素抵抗、高胰岛素血症及代谢综合征的肥胖，首先需进行改善胰岛细胞敏感性、调节血脂紊乱、加强运动量等对症治疗，才可以获得满意的效果。当然，减肥也是其中的一个重要治疗措施。减肥后的男人可以在许多方面发生改变，如充满自信、性生活质量提高、夫妻关系和谐幸福等等。

## 2. 心肺疾病患者的"性"事：谨慎乐观

现年62岁的崔先生退休前是名会计，多年患有高血压病，由于慢性阻塞性肺疾病（COPD）加重并伴发心肌梗死（MI）住院接受治疗。如今出院已近6周，病情也差不多完全康复，只是还正在使用异丙托溴铵、吸入沙丁胺醇、血管紧张素转换酶抑制剂（ACEI）和阿司匹林，另外还少量服用β受体阻断剂。其COPD症状已经缓解且无MI的并发症，并按照医生的要求已经进行为期五周的踏车试验，第五周的踏车实验评估心功能竟然还获得了5 METs的满意结果，得到了医生的赞许。每次踏车试验后，除轻度的疲劳外，崔先生都自我感觉良好。在进行最后一次踏车试验后，崔先生的脸上呈现出一丝复杂的表情，向医生眨了眨眼，问道："我还能与太太过性生活吗？"

经过短暂的考虑后，医生爽快地告诉他："只要你的太太愿意配合，当然可以。"

崔太太难为情地笑了笑，并在丈夫的后背轻轻地拍了一下，嗔怪道："别老不正经了，刚刚逃过一劫，拣回来一条命，已经很不容易了，现在连躺下都喘气困

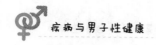

难，还想那么多，你不要命了！"

看着表情由晴转阴的崔先生，医生安慰道："的确，性活动需要的体力支出是较大的，但是对于心血管和呼吸系统疾病患者来说，只有少数人是绝对禁忌性生活的。通常根据心衰、梗死或心肺疾病的严重程度不同，性活动通常可以在心肌梗死后的 3～6 周恢复，而你已经 6 周了，应该可以了。"

疑虑的妻子关切地问："性生活的好处我们也知道，患病前的配合也一直很默契，可是他这么重的病，刚刚恢复，我害怕诱发疾病再犯，一定要有安全保障才能让我们放心。"

"性生活带来的益处是显而易见的，适度的性生活并有高潮（射精）对男性健康有明显的改进作用，还可以降低心肺疾病患者的死亡率。因此在安全的前提下，我们鼓励患者尽早恢复性生活。性活动对心血管方面的健康需求可以通过体力评价来验证。性活动通常需要 3.5～5 METs 的能量，如果患者能够锻炼踏车试验 5～6 METs，过性生活的心血管危险性就较小。而你丈夫的测定结果前次就已经达到 5 METs。此外，还有最简单方便的验证方式，可以耐受攀登 2 层楼的体力支出者，就基本上可以胜任性生活的体力支出。"

仍然愁眉不展的崔太太又抛出了一个难题："他连平卧都困难，这种性生活怎么过？"

"由于心肺疾病患者在生理和心理上的特殊性，决定了其尚不具备与正常人群相当的体能和性能力，应该在专科医生的指导下获得性福，同时要求配偶改变性活动方式来迎合丈夫在生理或机械体位上的特殊需求。在体力不佳的情况下，首先鼓励尝试进行其他体力耗费少的性活动，例如握手、拥抱、亲吻、按摩、使用震荡器、为彼此手淫（图 1）和情感沟通。在体力尚充沛时，为了尽量减少体力支出并提高性生活质量，选择那些活动度较小的体位，如半斜椅、男下位、坐位体位，均有助于减少心肺疾病患者的体力支出，尤其是坐位性交（图 2）更加适合于心肺疾病患者难以平卧的需求。但是要注意，如果配偶不积极配合或不习惯新的性交姿势和体位，丈夫增强的性欲可能增加全面的心血管负担。"

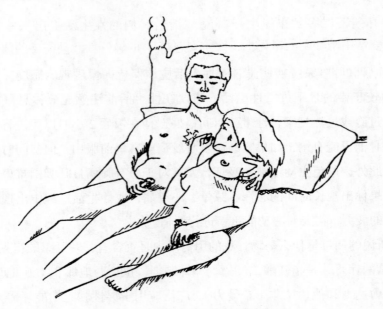

图 1 为彼此手淫和加强情感沟通

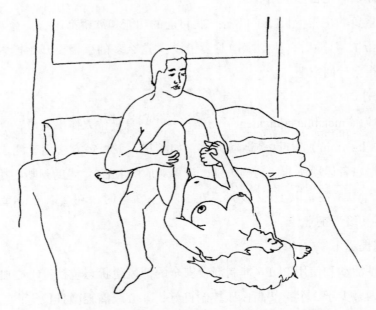

图 2 坐位性交更适合于心肺疾病患者难以平卧的需求

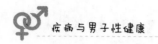

心情开朗了许多的崔先生开口说："请给我们的性生活提出一些指导和建议吧。"

"心血管和呼吸系统疾病患者对性生活应该保持谨慎乐观的态度,选择精力和体能均较旺盛的日子进行性生活,建议在性生活前注意充分休息好并保持放松,避免过冷或过热刺激,性生活时间最好选择在饭后 2 小时以后进行。预先准备好硝酸甘油可能有用,如果容易诱发心绞痛则宜事前服用,但勿同时服用伟哥类药物。此外,避免主动或被动吸烟,尤其对于患有肺病且呼吸困难患者的意义更大。如果你出现长时间的心悸、眩晕、心绞痛,或性生活过程中出现强烈的或较长时间的疲劳,需要对心功能重新进行评估。"

"你所说的伟哥是什么药物?我的用药单内是否含有?"疑惑的崔先生追问。

"所谓的伟哥,是指磷酸二酯酶 5 型抑制剂,包括西地那非(万艾可)、伐地那非(艾力达)和他达拉非(希爱力),广泛应用于男性勃起功能障碍(ED)患者的治疗,许多试图恢复性活动者多半会使用,但是你目前的药物内还没有,只是不知道你以后是否会选用。"

如释重负的崔先生长吐了口气:"我目前的功能和欲望都还行,看来暂时还不需要伟哥帮忙。"随后,他幽默地对妻子说:"这么多的事情要开始摸索,抓紧时间赶快和崔会计回家吧。"

【注释】

MET 为 "metablic equivalent" 的缩写,指静息坐位人体摄氧量,1 MET 等于 3.5 ml $O_2$/(kg·min)。有许多运动方式,如踏车、平板等方法用于测定人体摄氧量,再根据患者运动所能达到的级别,计算对应的 MET,协助判断心功能。心功能 1 级时,MET 在 7 以上;2 级时,在 5 以上;3 级时,在 2 以上;4 级为 1。心功能在 1~2 级为正常。

【温馨提示】

(1)性活动和使用 PDE5 抑制剂较安全的低风险状态包括:①心血管疾病的主要危险因素少于 3 个;②高血压控制良好;③心绞痛轻微且稳定;④冠状动脉血管形成后;⑤轻微的二尖瓣疾病、左室功能障碍和充血性心衰;⑥心肌梗死后

6周内没有不适症状且心肌梗死后应力实验阴性，某些心肌梗死后应力实验阴性者，3周的禁欲就足够了。

（2）患者的心脏功能状况不确定，性生活前需要进行进一步的危险性评估分析者主要包括：①至少存在3种冠状动脉疾病的相关危险因素；②中等程度的稳定心绞痛；③心肌梗死后的2~6周内；④因心脏疾病（如步行诱发的呼吸困难）导致的活动轻微受限制的充血性心衰；⑤动脉硬化性疾病的非心脏并发症，如周围动脉性疾病、卒中（中风）病史、短暂的局部缺血发作。

（3）对那些心脏情况非常严重或不稳定者，应该对其进行心脏功能状态评估和治疗，性活动应该坚决推后进行，直到在经过有效治疗病情稳定后，达到低风险状态时才能恢复性活动。性活动的高危患者包括：①不稳定的难治性心绞痛；②未治疗的、控制不好的、加剧的或恶性高血压；③于休息时呼吸困难、明显的活动受限制或容易出现症状相关的充血性心力衰竭；④2周内的心肌梗死；⑤高危的心律不齐；⑥肥厚性阻塞性心肌病或特发性肥厚性的主动脉瓣下狭窄；⑦中重度的瓣膜疾病，尤其是主动脉狭窄。

（4）用药注意事项：①使用α受体阻断剂是选择他达拉非（希爱力）的相对禁忌证；②当出现胸痛时，患者应该主动提醒医生，自己最后一次使用PDE5抑制剂的种类、剂量和时间，因为在使用西地那非或伐地那非的24小时内，或使用他达拉非60小时内，如果同时使用硝酸类药物，将会发生威胁生命的低血压；③注意药物的潜在副作用。疾病的进展及治疗药物均可以产生性功能障碍，要重视自己的个体经验：如果在治疗过程中患者提出对某种药物出现性功能方面的问题，而以往并没有相关报告或记载，可以建议医生写药物副作用报告或病例报告，将有助于完善对药物"伤性"作用的认识。

## 3. 勃起功能障碍可能是心血管疾病的晴雨表

来自纽约的报道：约翰·霍普金斯前列腺疾病预警机构报告了两项关于勃起

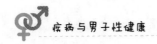

功能障碍（ED）与心血管疾病和糖尿病的相关性研究，研究成果进一步证实，ED不仅会影响性生活的质量，而且是反映全身健康，特别是心脏健康的晴雨表。

共有4000名男性参加了ED与心血管疾病和糖尿病的相关性研究，他们的平均年龄为57岁，其中约50%的人在过去的一个月内存在勃起功能障碍或服用过治疗药物。研究表明，ED与心血管疾病和糖尿病存在相关性的主要原因，ED可能是血管功能病变的一个直接的生殖器局部表现。

ED与心血管疾病或糖尿病存在相关性，这种现象在任何年龄都可能出现，并且随年龄的增加会进一步恶化。但由于近年来三者的发病年龄都有年轻化趋势，导致彼此相关性更加突出地表现在40~49岁的男性。在这部分人群中，没有心血管疾病或糖尿病的男性出现ED的概率为31%，而男性心血管疾病患者出现ED的概率为52%，同时患有心血管疾病和糖尿病的男性患者出现ED的概率则高达73%。研究者还表示，ED与未达到诊断标准的糖尿病或血糖水平升高等糖尿病危险因素密切相关。

另一项研究表明，ED还可以作为心血管疾病意外的警报信号。这项研究共有19000人参与，年龄均在55岁以上。研究的最初目的是观察某种具有减小前列腺体积作用（减少双氢睾酮生成）的药物对前列腺癌的预防作用。但是对使用安慰剂的对照组中既往没有ED或心血管疾病的4247人的结果进行分析后发现，随访5年后，他们中有57%的人出现了ED；随访7年后，发病率上升到了65%。在这段时间内，这些伴有ED的患者更加容易出现心脑血管病变，发生心绞痛、心肌梗死、卒中等心脑血管疾病的概率要比其他不伴有ED的患者高出25%左右。

已明确的一条基本原则是：ED很可能和吸烟、心血管疾病家族史等一样，都是心血管病危险因素的一种。如果发现患有ED，那么绝不能仅仅把它当作一种个人生活问题，而是要把它作为一种心血管疾病的预警信号，提醒医生对你的心血管情况进行检查，需要的话及时进行治疗。

另外，有研究证明目前常用的治疗ED的药物为磷酸二酯酶5型（PDE5）抑制剂，主要包括万艾可（西地那非，俗称伟哥）、艾力达（伐地那非）及希爱力

（他达拉非），它们均具有良好的心血管安全性，对稳定型心绞痛患者通常性交所需活动强度的能力无影响。另一项研究显示，艾力达疗效很高，且无论患者是否接受降压治疗，均可良好耐受，心率等生理指标未出现显著性的改变。当然，所有治疗 ED 的 PDE5 抑制剂，例如伟哥（最初曾被用作心血管病药）等都对心血管方面具有一定的影响，这些药物不能与治疗心绞痛的硝酸酯类药物同时服用，以免加重心血管疾病。

因此，对于公众来说，尤其是那些有心血管疾病家族史的人来说，注意保持心血管健康，将同时有助于我们的身体健康和性健康。

# 4. 高血压是如何影响男人的"性"趣的

患了高血压的男人，他们绝大多数仍然希望能够继续享受"性"福，也希望让妻子感受到自己的能力和情爱，然而高血压以及治疗高血压的药物让他们的性能力每况愈下，也许还要依靠"伟哥"类壮阳药物维持，甚至不得不放弃享受"性"爱的权利，也同时剥夺了妻子的性爱权利，这让许多家庭苦不堪言。实际上，高血压也不能阻止男人对性爱的追求，在对待性生活问题上既不是绝对"无能"，也不应该毫无节制，要根据个人的具体情况而定，并且在日常生活和用药中更多地关注性能力。

高血压是中老年男性的常见疾病，近年来的发病年龄还有年轻化的趋势，对男人的"性"趣确实有不小的影响，主要是通过下面的两个方面来让男人不"性"福的。①高血压造成的直接影响：高血压患者的血管往往会出现相应的病变，例如供应阴茎血液的动脉的动脉粥样硬化、动脉管腔狭窄等，使得阴茎海绵体内不能够在勃起的时候从动脉获得足够的血液，因而造成勃起困难。②抗高血压药物的"火上浇油"：绝大多数的抗高血压药物对男人的性功能有不良影响，如利血平、卡托普利和苯磺酸氨氯地平等。

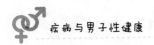 

需要忠告高血压患者的是，尽管不幸患有高血压，也没有必要因为恐惧性能力的降低而拒绝选择服用抗高血压药物，不应该忽视高血压对人体的危害，千万不要放弃对高血压的治疗。比较理智的做法是客观地面对现实，寻求医疗帮助，让专业医生帮助你选择对性功能影响最小或没有影响的药物，接受专科医生对性生活的指导意见，同时积极地进行家庭内的饮食、运动、精神心理等生活制度和生活态度的调整，可以有效地阻止高血压带来的性功能减退的步伐。

## 5. 请为高血压患者选择一个性生活的最佳时间

"我今年 53 岁，患有高血压，请问我在什么时间过性生活最好？"

性生活过程中人体会出现血流加速、心脏负荷增加、血压升高和心动过速等一系列生理反应，而血压短暂升高对于高血压者来说是十分不利的。所以，高血压者在进行性生活时应该格外注意，以尽量避免疾病与性生活的冲突带来的麻烦和意外。高血压者进行性生活除了要积极地控制高血压、减少性生活频度和强度、选择合适的体位、适当应用镇静剂等外，选择合适的时间十分重要，应尽量避免选择血压的高峰阶段（上午 8～10 点，下午 2～4 点）进行性生活，而在血压相对平稳的其他时间内进行。推荐在晨起时进行性生活比较合适，这是因为经过了一夜充足的睡眠，体力和精力明显恢复，情绪稳定，血压也比较平稳。选择公休日的晨起进行性生活，然后进行充分的休息，尤其适合于伴有高血压的老年男性以及其他慢性疾病患者，如肝病、结核、肿瘤、糖尿病等。

## 6. 遭遇"ED"，还可以使用哪些降压药

研究证实，临床上使用的许多降压药会对性功能产生不同程度的影响，这

是导致部分高血压患者服药依从性差的重要原因。由于涉及个人隐私，一些患者即使出现了勃起功能障碍（阳痿，ED），也不愿主动或过多谈及，加之医生更多关心的多是血压控制如何以及如何避免并发症发生，常忽略降压药对性功能的影响。

降压药的种类较多，不同类型的降压药对性功能的影响存在着性质和程度的不同。目前认为，降压药引起 ED，以利尿剂和 β 受体阻断剂最多见，而血管紧张素受体拮抗剂和血管紧张素转化酶抑制剂，则有助于改善高血压患者的 ED。

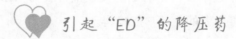

## 引起"ED"的降压药

（1）利尿剂：氢氯噻嗪或噻嗪类利尿剂在性功能方面的副作用主要包括性欲降低、ED 和射精障碍，发生率为 3%～32%，这也是高血压患者终止降压药或改用其他药物治疗的最常见原因。研究表明，即使服用小剂量氢氯噻嗪利尿剂，少数患者数周后亦可引起不同程度的 ED，小剂量噻嗪类利尿剂使 ED 的发病率升高 2 倍，而大剂量则上升 4 倍。噻嗪类利尿剂联合应用普萘洛尔（心得安）或甲基多巴治疗高血压，比单独使用利尿剂，其 ED 发生率明显增加。噻嗪类利尿剂导致 ED 的确切机制尚不清楚。

（2）β 受体阻断剂：β 受体阻断剂对性功能的影响主要包括诱发 ED 和性欲降低。使用普萘洛尔、甲基多巴和卡托普利治疗高血压，24 周后判定药物对性功能的影响，结果发现，使用普萘洛尔组患者 ED 发生率最高，而且程度也最重。因此可以认为，经典的非选择性 β 受体阻断剂普萘洛尔与 ED 的发生密切关联，而新型 β1 选择性受体阻断剂醋丁洛尔与 ED 并无明显相关。同样，β 受体阻断剂引起 ED 的确切机制也并不明确。

## 对性功能影响小的降压药

一旦发现服用降压药引起 ED，如病情允许可在医生监护下减药，或使用下

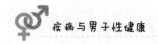

述对性功能影响较小的降压药，以利于恢复正常性功能。

（1）血管紧张素转换酶抑制剂：血管紧张素转化酶抑制剂（卡托普利、赖诺普利等）治疗高血压，对性功能并无显著的负性影响。有报道应用卡托普利治疗高血压的患者，其勃起功能和性欲并没有明显下降。另有报道，中年高血压患者口服赖诺普利4周，可导致性活动的短暂下降，表现为性交频率降低，但在后续的治疗中可逐渐恢复，赖诺普利引起ED的发生率约为1%。

（2）血管紧张素II受体抑制剂：血管紧张素II受体抑制剂（缬沙坦、氯沙坦等）对性功能的影响报道不多，但有限的文献报告表明，该类药物在治疗高血压时，可以不同程度改善患者的勃起功能障碍。

（3）钙离子拮抗剂：理论上讲，应用钙离子拮抗剂（氨氯地平等）可抑制平滑肌收缩而促进阴茎勃起，临床应用中也发现钙离子拮抗剂对阴茎勃起并不产生不利影响，但该类药物可轻微影响射精过程，这可能与该类药物抑制射精时球海绵体肌的收缩作用有关。

高血压本身和高血压治疗药物均可以影响性功能，因此，患者在治疗过程中应注意观察有关性功能障碍，并及时向医生反映，以便医生选择适当的药物治疗，达到有效降低血压、并尽可能减少性功能障碍的目的。

## 7. 心脏病让男人在"性福"与"性命"之间两难抉择

心血管疾病十分复杂，对人的生命构成了严重的威胁，"性"问题已经是次要的了，因而还缺乏从性功能角度以多学科的研究来获得完整的结果，目前所提供的资料是零碎的，现有的知识范围是有限的，且在许多方面还仅是推测。许多心血管疾病患者长期用药物来控制高血压、治疗血脂异常、改善受损害心肌的收缩功能和纠正体液平衡异常，这些药物都可能影响性功能。但是，在治疗中，对这方面的系统研究几乎没有。对于冠状动脉旁路移植术、瓣膜修补术和各种人工心脏起搏器后的性问题也是几乎处于空白状态。

许多心脏病患者都首先会为自己的生命担忧，而性生活毕竟不如生命来得重要，在没有获得生命的绝对安全的保证之前，很显然绝大多数人是不愿意"冒死"做爱的。同时，他们也担心，患病的心脏是否能够承担得起性生活，是否能够获得美满的夫妻性生活。但是，从性生活中获得快乐和满足的本能诱惑，以及为了满足妻子的性要求和维系夫妻感情的需求，又让男人们实在难以割舍。这些患者始终处在一种矛盾的状态之中。

实际上，心脏出了毛病是否意味着性生活的结束，是一个非常严肃的问题，并不是简单的"是"或"否"就可以回答的，需要用科学的态度对患者的具体情况具体分析，才能让可以获得"性"福的男人们放心地步入爱河，并小心地避开"雷区"和"暗礁"。

研究发现，心肌梗死后3个月到4年的男人中，约有1/4患者的性生活可以恢复到心肌梗死前的水平，约半数患者的性生活受到不同程度的影响，而约1/4的患者会由于胸痛、虚弱、呼吸困难、害怕再次心肌梗死而"忍痛割爱"，永远地告别了性生活。

心脏病人担心在性交时的用力和兴奋会加重心脏的负担，可能导致突然死亡，也不完全是杞人忧天。那么，有没有科学的方法来判断心脏病患者是否可以承担性生活的重荷呢？科学家们研究了一种验证方法，即"踏车运动"试验。踏车运动所付出的体力和心率水平相当于普通性生活的两倍。如果心脏能够承受踏车运动的"考验"，那么他也应该能够经受住夫妻性生活的考验。此外，患者也可以自我验证自己的体力，如果你能够登上两层楼、做一次轻快的散步或完成日常工作而不会觉得心慌、气短、乏力等，你也应该能够负担得起性生活所需要的体能支出。

尽管如此，对于心脏病患者进行性生活还是要谨慎为好，并应该注意以下的几个方面：①避免在过饱饮食后立即进行性生活；②避免在饮酒后进行性生活，因为饮酒增加了心脏疾病的危险性；③采取舒适的姿势进行性生活，不要冒险尝

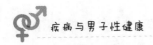

试新的耗费体力的性交姿势；④性交应该缓慢逐步进行，避免过于粗暴的和费力的动作，且不要过度延长性交时间；⑤性交时出现胸痛、心前区压迫感、呼吸困难时应该减慢或停止性交，必要时寻求医生的帮助。

## 8. 男性精神疾病患者是否还需要"性"的滋润

精神疾病，也就是老百姓常说的"疯"病，属于一类比较特殊的病种，这些人在生理（外表）上看与健康人无异，但是在言谈举止上却与常人迥然不同。由于精神病的种类繁多，例如精神分裂症、抑郁症、反应性精神病等，对男人的性能力的影响是不同的。

精神病人的性功能障碍十分普遍，但因此而就诊者却很少。许多精神疾病患者可能出现不同类型和不同程度的性功能障碍。许多时候，患者的性功能障碍被精神病其他表现所掩盖。许多精神科医生也认为，对于精神病患者来说，性已经是不重要的了。实际上，精神病患者也有性的要求，性问题和性功能障碍可能因为精神情感问题或长时间使用精神科药物而变得更加复杂和严重，而有些精神病，例如抑郁可以是性功能障碍的后果。

所以，对于精神疾病的男性患者，只要性生活不加重病情，不伤害配偶，甚至有助于疾病的治疗，无须节欲。在具体的性问题上需要考虑以下几个方面：

（1）精神病人的精神状态往往是波动的，可以存在疾病发作期和非发作期。在疾病的发作期，患者的精神状态和自制力都不利于进行性生活（在患者竭力要求过性生活，并因为性生活可以让患者安静下来或缓解精神症状时例外）；在疾病的非发作期时，许多患者的神志和意识都是比较清楚的，是可以进行性生活的。对于难以判断患者是否处于发作期和非发作期时，要根据患者的主要表现来判断，思维障碍者、行为障碍者、情感障碍者、意识障碍者、知觉障碍者等，最好不要过性生活，以免出现异常情况；没有完全丧失自控能力且不会出现过激伤害行为的语言障碍者、单纯记忆力障碍者、睡眠障碍者和智能障碍者等可以过性生活。

（2）对于起因为婚姻、夫妻关系和性等问题的男性精神病患者，只要夫妻之间的感情没有破裂，恢复良好的性生活可能是治疗这类疾病的"对症"方法。例如，由于性生活的不和谐而诱发的男人精神疾病；对妻子的"贞洁"产生怀疑；担心妻子有"外遇"等。此时的丈夫可能希望通过妻子满足自己的性要求来判断妻子是否对自己还"忠诚"。通过这种"关键"时刻的配合和诱导，可能明显缓解病情。

（3）治疗精神病患者的药物往往需要长期大剂量使用，如地西泮（安定）、氯丙嗪、奋乃静等，这些药物势必会导致男人的勃起和射精障碍，最终可干扰或完全抑制了患者的性能力。所以，在服用药物期间，应该适当地限制性生活。同时，千万不要因为用药期间出现了性功能障碍而擅自停药或减量，否则将可能会激化精神病患者的病情。

## 9. 与性无缘的侏儒症

一日在门诊看病时，进来一个七八岁大小的"男孩子"，自称是来看男科疾病的，明显地带着童音，而且没有大人陪伴。询问之下，让我吓了一跳，"孩子"已经是 26 岁的"大人"了，他需要医生解决的问题是如何能够让男人的性器官（阴茎和睾丸）长大，如何能够让他成为真正的男人（要求结婚），让他的阴茎能够有点作为。看一看"孩子"的面容、皮肤和身材都与儿童无异。经过全面的体检和实验室的激素兴奋实验证明了，这个"孩子"患了侏儒症，将外表年龄永远地留在了儿童阶段，而且丧失了最佳的治疗时机，已经没有太有效的办法了。那么，这是一种什么样的疾病呢？

先天性侏儒症是自儿童期起病的，是由于一种促进人体生长的激素（生长激

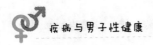 

素）缺乏造成的，它使男人的生长发育障碍。约有 2/3 的生长激素缺乏性的侏儒病因不明（特发性病因），少数患者有家族病史，多为常染色体隐性遗传，还可继发于下丘脑和垂体部位的肿瘤。

特发性生长激素缺乏性侏儒（以下简称"侏儒"）者在出生时身高和体重往往是正常的，数月后开始显现躯体生长迟缓，但还不容易发现。2～3 岁后与同龄儿童的差异逐渐显著，但此时的生长并不完全停止，只是速度慢了下来。青春期的侏儒的性器官仍不发育，第二性征缺如（无胡须），阴茎睾丸均小，与幼儿一般，多伴有隐睾。成年后的侏儒多保持童年的体型和外貌，体态匀称、皮肤细腻、有皱纹，身高一般不超过 130 厘米。侏儒的智力一般正常，学习成绩也与同龄人无差别，但在年长后常因身材矮小而抑郁寡欢，有明显的自卑感和不合群倾向。

对于这样的男人是难以想象可以有男人的性能力的，尽管获得了"青春永驻"，但是却永远丧失了成为一个真正男人的权利，这对患者的精神打击是致命的。

所以，早期诊断和治疗侏儒是非常关键的，适时用药可以使侏儒的身高有明显的增高，并可以部分地改善第二性征，使患者的胡须、喉结、阴毛、阴茎、睾丸有一点发育，甚至阴茎可以有勃起或者勃起的次数增多一些。可以选择的药物很多，但是一定要严格掌握治疗时机和药物剂量。常用的药物包括：基因重组的人生长激素、甲状腺素片、人工合成的生长激素释放激素、同步补充雄激素、人绒毛膜促性腺激素（HCG）。值得注意的是，过早的应用 HCG 可以引起骨骼融合而影响生长，只适合于年龄已经达到青春期，且经过上述药物治疗身高不再增高者。

## 10. 性爱让绝症患者的生命焕发光彩

人们往往忽视了恶性肿瘤对夫妇性生活的影响，而事实上有证据表明，恶性肿瘤病人虽然对性交的兴趣淡漠了，但是对身体相互亲密接触的欲望反而是增强了。以前人们常常忽视了肿瘤病人的性问题，而实际上，患肿瘤以后，病人常面临着许多有关性方面的问题，而医务人员往往认为没有必要讨论晚期癌症病人的性需求和性问题，从而使病人得不到正确的指导。

了解恶性肿瘤患者产生性功能障碍的原因是非常重要的，可以帮助我们选择合适的办法来克服这些病因。有些恶性肿瘤所引起的性功能障碍是由于肿瘤本身病变所造成的，如贫血、食欲缺乏、肌肉萎缩、内分泌激素水平紊乱、神经损害等，这些都会使机体严重衰竭，而引起明显的性功能障碍；有些是在肿瘤的化疗、放疗和手术治疗过程中所产生的；而最常见的原因还在于患肿瘤后给男人带来的抑郁和忧虑心理，这比肿瘤本身对机体造成的影响更为复杂，常见对恶性肿瘤诊断的反应是焦虑、惊慌、恐惧和绝望等。当然，每个病人及其家属对肿瘤的反应，在很大程度上与肿瘤的性质和预后有关。

此外，还有许多其他问题，如持久反复的恐惧、形象的改变、自信心的丧失、婚姻上的矛盾冲突等，都可影响病人的性功能。应该详细了解每个病人的性问题，做一些适合各人具体情况的咨询指导。

对于医生来说，"忘记"肿瘤病人仍然有性的需要和性的情感，简单地断定肿瘤病人对性不会再感兴趣了，这样做当然是件容易的事，也是与可参考的资料太罕见有关，但这并不能成为肿瘤患者放弃性要求的理由。科学合理的做法应该是，医生要仔细了解各个肿瘤病人的具体特点（肿瘤的解剖部位、自然病程、治疗方法和预后等），调查病人以前性活动的情况，分析治疗手段可能会出现的各种性问题，预先与患者进行沟通，征询患者的意见，并提出合适的处理方法。

在探讨恶性肿瘤患者的性问题时，让患者了解下述观点是非常重要的：①恶性肿瘤的诊断并不意味着病人性生活的终结；②了解肿瘤的部位、自然病史、治疗方法和预后，尤其是疾病对性功能的可能影响；③有人在关心他的性问题；④向医生介绍自己得病前的性行为和性能力；⑤与医生一起讨论可能因手术、药物或放疗引起的性功能问题，并选择自己的治疗方式；⑥征得医生对于自己治疗后的性活动能力恢复的咨询指导，需要获得有针对性的医嘱，并结合自己的需要和性观念进行调整；⑦定期随访时，主动向医生反映性问题。

近年来，越来越多的医生认识到，肿瘤病人也存在性需求和性问题，应该和病人讨论，给予必要的指导，并在进行肿瘤随访时一并随访患者的性功能情况。对一些病人来说，他们的病痛可以从性生活的乐趣中得到减轻。而另一些病人，则因自己继续参加性生活而不再害怕会失去其配偶的支持和不再担心其配偶有寻找外遇的可能，从而减轻情绪紧张，密切了病人夫妇的关系。即使对一个因疾病而不能性交的病人来说，互相拥抱、接触等亲昵的动作也可能是生命存在的一个重要内容和直接证据。

## 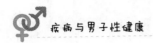 11. 肝炎患者应该如何对待和安排自己的性生活

肝炎是一种常见的疾病，也是一种具有较强传染性，并可能给人体带来严重后果的疾病，不应该忽视。只有在充分掌握了必要的疾病的特性和进行性生活的原则后，才能安全享受性生活。

无论是何种类型的肝炎，在疾病的急性发作期的绝大多数患者都有乏力、食欲下降、黄疸、身体极度虚弱，性生活会让患者病情加重，不利于疾病的恢复，并容易将疾病传染给新个伙伴，所以均应该绝对禁止进行性生活。

急性发作期以外的肝炎患者，性生活的安排应该根据疾病的类型而有所区别：

（1）甲型肝炎：预后好、恢复快，一般的隔离期是 30～40 天，很少有病情迁延者，绝大多数经过治疗后能够痊愈，痊愈后可以逐步恢复性生活。

（2）乙型肝炎：容易迁延不愈而转为慢性。疾病的恢复是否完全，决定于病人的临床表现和实验室检查结果。如果患者自我感觉体力不佳、食欲缺乏，表明疾病没有痊愈。实验室的数据包括：乙型肝炎的表面抗原（HBsAg）：阳性者最好不要进行性生活，以避免传染给性伙伴；乙型肝炎的核心抗原（HBcAg）：阳性者表明病毒继续复制，具有高度传染性，是绝对不能进行性生活的；乙型肝炎的 e 抗原（HBeAg）：阳性者具有高度传染性，也是绝对不能进行性生活的；乙型肝炎的表面抗体（抗 -HBs）：阳性者是肝炎好转的信号，表明人体对

乙型肝炎病毒具有了一定的免疫力，可以逐渐恢复性生活；乙型肝炎的核心抗体（抗 -HBc）：阳性者表明乙型肝炎病毒仍然在复制，或者已经转变为慢性过程，暂时不能过性生活；乙型肝炎的 e 抗体（抗 -HBe）：阳性者表示传染性已经消失，是疾病痊愈的信号，可以逐渐恢复性生活。

（3）其他的病毒性肝炎：也叫非甲非乙型肝炎，包括丙型肝炎、丁型肝炎和戊型肝炎等几种。这几种肝炎的发病率远较甲型和乙型肝炎少，但是患病后的性生活也必须安排在临床症状消失与体力恢复 3 个月以后，以及肝功能等各项指标恢复 3 个月后，才能逐渐恢复性生活。

## 12. 感官残疾的男人如何面对性问题

在一定的社会文化背景下，对于残疾人的贬低和轻视态度以及对性问题的误解和偏见，都集中地反映在残疾人的性问题和如何看待残疾人的性问题上。对于残疾和性这两方面问题的极其敏感和不被重视，使得残疾人的性问题几乎完全呈现真空状态。

所谓的感官残疾主要是指眼和耳的残疾，可由先天或后天的原因所致，造成不同程度的失明或失聪。视觉和听觉对男人的人格和性角色的发展都是十分重要的，感官残疾者往往使男人有严重的自卑感和与世隔绝的感觉，这种感觉往往使男人对性接触和性问题几乎都采取了回避的态度。但是，感官残疾的男人们仍然没有关闭对性向往的大门，他们也迫切需要获得"性"的滋润。

在健康人中，眼睛获得了我们知识和信息的绝大部分（85% 以上），视觉障碍会给人带来感觉和行为上的巨大障碍，对于性问题也不例外。对于健康人，可以通过眼睛来观察世界，获得性的知识，这是很普通的事情；但是对于失明者是不可能获得性方面的吸引和性器官的视觉经验，更不容易理解服饰和装扮在异性交往中的作用。失明者往往对异性交往有恐惧感，害怕被别人观察，尤其是在陌生的环境中更是谨小慎微。社会能力的训练，包括性能力的训练，对于失明者是十分重要的。实际上，多数失明者，尤其是身体健康、智力正常的单纯失明者的性欲和性反应可以是正常的。先天失明者也可以通过性生活中的情感交流而部分地弥补性的视觉经验、性的激发和性的快感。而部分后天成年后失明者的忧郁、孤独、自尊心伤害、身体形象顾虑、退缩反应等，对于性功能的充分发挥是不利的，也可以通过必要的疏导、咨询和技术指导来部分缓解。

人类的语言是互通信息、交流情感和思想的重要手段。听力正常的儿童、青少年甚至青壮年男性的性知识往往是来自于成年人或同龄人日常生活中的诙谐、幽默甚至许多"脏话"来获得"启蒙教育"的，而先天性听觉丧失的男人往往对性的问题一无所知。单纯的失聪或聋哑对性欲和性反应并没有影响，但可以对性表现和性行为产生不良影响。这类男人的性表现往往比较简单和直截了当，而由于性知识、生活技能和人际交往经验的缺乏，可以使当事人自信心不足，并因此产生退缩、自卑、暴躁、嫉恨等不良情绪，而且对失聪者接受卫生保健和咨询指导还有一定的难度，毕竟"性"的问题是一个十分敏感而又隐私的问题，健康咨询员和当事人的父母可能要肩负更大的责任，并付出更大的艰辛。

因此，全社会都要理解、同情和关怀失明者和聋哑人，使他们与我们一样可以沐浴在爱的阳光雨露中，并同样享受性爱带给他们生活的美满和幸福。

## 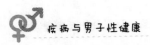 13. 拿什么来拯救智障男人的性福

"有性福，才幸福"是我们做医学科普宣传常用的一句口号，其含义是指良好的性能力与和谐性生活是家庭生活幸福美满的基础和前提，反映了性能力与性功能的重要，这也与现代的社会发展密切相关。社会的不断进步及生活水平的大幅度提高，使得人们更加关注生活质量，幸福指数不断被提出，并成为衡量家庭和社会进步的重要标志指标之一，而性是其中不可忽视的内容。作为一个男科

医生，我帮助过不计其数的男人成功摆脱了勃起功能障碍（俗称：阳痿；简称ED），让其重获性福。但是，当你面对一个智力障碍的男人时，医患沟通变得十分困难，甚至不可能，此时该如何帮助他（们）获得性福，颇有争议，而且还绝对不是一件简单的事情，其诊治过程颇为曲折复杂，引人深思。

## 残障者一样需要"性福"滋润

诊室里走进来一老一小两个男人，是父亲带着儿子来求医。如果不开口讲话，很难猜到他们为啥来我的门诊。询问后发现儿子因为智力障碍，婚后一直没有"那方面"能力，才被父亲带来诊治。

首先对青年人进行了男性性功能的基本询问，但是他的回答很不靠谱，而且前后矛盾。父亲坦言："他不太明白男人那点儿事，他的回答都是似是而非，毫不确定，肯定答复的问题并不代表他真的理解了问题。孩子是因为 21 岁时的一次脑外伤才这样的，以前的他一切都很正常，对象也是受伤前处好的，而且两个人的感情很好。"看来是脑外伤带来了智障，并影响到了婚姻生活。

专科检查也没有发现什么问题。看来，男人的"不性"仅仅是由于脑外伤的缘故，这为后续的性功能康复埋下了一个伏笔。

## 生育后代也不是不可能

在谈到家庭生活问题时，父亲明显地表达出了忧虑和烦恼。"我们老人现在还可以帮衬着小夫妻，但是一旦我们走了，留下一个傻儿子，实在不放心。好在媳妇对我们的儿子感情很好，也多少让我们老夫妻有些宽慰，但是这对媳妇也太不公平了。如果他们能够有正常的夫妻生活，至少有一个孩子，即使我们老两口死了，也心安了。而且媳妇和我的儿子也都很喜欢孩子，您一定要帮助我们，北京协和医院是我们的最后希望了"。老父亲痛苦、绝望、无奈的表情中又隐含着一丝期盼和不甘心，而一脸茫然的儿子则完全没有感觉到任何危机。为了表示其

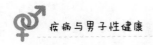 

儿子不是完全一无是处，父亲还不忘夸耀一番："我儿子是很优秀的，自己就可以将拖拉机开得很好，可以下地干活，而且是一把好手。最重要的是他也喜欢孩子，总是想抱一抱别人家的孩子，但却经常遭到拒绝"。随后，父亲的一句话更加让人难以拒绝，"儿媳妇爱我的儿子，从丈夫那里获得本该属于自己的性爱，她有这个权利"。

没有性生活怎么会有孩子！想生育孩子对于智力障碍男人谈何容易！怎样才能让这样的男人明白男人那点事呢？一系列无解的问题让事情走进了僵局。我知道他们已经多处碰壁了，许多医生都被严重困扰，并放弃了对其救治。

思来想去，一个想法慢慢地出现在我的脑海，并逐渐完善。在反复确认小夫妻感情很好、媳妇也坚决不会分手并积极配合治疗后，我试探性地向他们说出了治疗方案。

 ## 完成性生活还颇需费周折

我为这个患者开了一些较强的治疗性功能障碍的药物，是目前广为使用的 5 型磷酸二酯酶抑制剂，也就是公众所熟知的"伟哥"。伟哥的疗效早已为公众所熟知，通过小剂量长期使用和大剂量强化治疗相结合的原则，让患者"硬"起来是没有问题的。但是，面对无法沟通的患者，显然需要借助于其他环节。我把药物的使用方法详尽地告诉给父亲，让父亲将其转达给自己的老伴，再让老伴教给儿媳妇，由儿媳妇掌控药物，按照要求给自己的丈夫服用。在选定进行性交的日子，提前半小时将伟哥一次性大剂量使用，然后与丈夫进行亲昵行为，让丈夫平卧，并用手刺激其外生殖器（主要刺激阴茎），在阴茎达到一定的勃起硬度后，女方采用上位的姿势主动引导阴茎插入阴道，并上下反复套弄，一直到丈夫射精为止。

在反复确认父亲理解了治疗意图和具体方法后，父子俩离开了诊室。

一年半后再次见到的是一大家子人，父母、儿子和儿媳，还有儿子抱着的孩子，儿子只是专注地看着怀里的孩子不停地傻笑。看来一番辛苦努力总算没有白费。

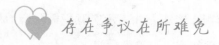 **存在争议在所难免**

由此看来，成功地调动各个方面的积极因素，全力帮助智力障碍患者找到性福，还是有可能的。做到这一点，对于我们男科医生来说只是一项工作和稍微多付出一点思考和努力，而对于患者及其家庭来说，则是夫妻终生的"性福"及整个家族的幸福所系。当然，必定要存在一些微词也在所难免，例如：是否有必要为了一个不懂情感的男人找回性爱？这样做对于他的妻子是否公平？其后代是否存在残障？值得庆幸的是，我的这个患者"曾经懂得性爱"、"妻子表达了强烈的坚守婚姻和生育后代的愿望"、"本例患者并不存在先天性的遗传异常"。当我们在以后的岁月里不断地面对花样翻新的情况时，涉及的伦理、道德、法律等诸多问题，我们可能都难以回避，那就留给后人来解决吧。

## 14. "性"福生活并不拒绝关节炎

望着满面诧异的医生，走进男科诊室的中年妇女面带一丝腼腆的微笑，忙向医生解释："我没有走错门，是专程来向专家咨询的，为了我的丈夫，也为了我自己。"随后，她向医生讲述了近5年来发生在自己家庭里的不"性"事件。

原来，她的丈夫赵先生在5年前不幸患上了关节炎，并发生了腰椎融合。此后，尽管丈夫仍然有较强的性要求，阴茎勃起也良好，但是因惧怕加重疾病和背部疼痛而一直不敢过性生活。对于赵先生来说，毕竟身体健康更加重要，忍受剧痛下的性爱已经毫无快感可言。近5年的禁欲生活，让赵先生衰老、憔悴了许多，但是性格内向的他只有默默忍受，并对正当年的妻子充满了歉疚和无奈。这种无性婚姻让赵太太更加难以忍受，但也不愿意因此而带给丈夫太大的心理负担

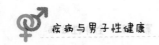

和肉体伤害，所以她只能期待一切会慢慢地好起来，但是这一等就是5年。她希望医生能够给他们夫妻指点迷津，并表示愿意积极配合治疗，努力帮助丈夫重新找回自我，也同时能够重新获得自己的性福。

看来，妻子有性生活愿望，丈夫的性能力也仍然保持良好，真正限制这对夫妻性生活的主要原因是丈夫关节炎导致的性交时的背部疼痛、关节活动困难和腰椎强直。了解了事情的全部经过后，医生问道："你的丈夫还有性方面的要求吗？他为什么不亲自来？"

"当然有，而且比我还要强烈，他的压力更大，也更加迫切希望改善。如果不是因为担心挂号困难，而且行动有些不方便不能排队等待，他一定会亲自来的，也就没有必要让我一个妇道人家来闯男人的禁地了。"赵太太急切地回答着，并表示愿意尽快陪同丈夫来医院接受必要的检查和治疗。

翌日，在经过系统全面的检查，基本上了解了患者的病情和性反应能力后，医生告诉这对夫妻："如果你们迫切希望进行性生活，就可以去尝试吧，关节炎并没有让你们远离性福。"

心事重重的丈夫忧虑地问道："性生活是否会加重疾病或再次发生关节损伤？应该怎样做才能让性生活更完满，并避免不愉快的发生？"

"你们可以首先尝试不同的性交体位，以寻找最舒适的姿势，例如图3所示的姿势就适用于关节炎引起的背痛患者。将性生活环境布置得温馨一些，例如使用刺激性的香味蜡烛、美妙音乐，可以分散丈夫的紧张焦虑情绪。性交前应该尽量保持体力充沛，才能将性生活进行到底。性交时机最好把握在僵硬、疼痛、疲劳程度最低的时段进行，如果疼痛和肌肉痉挛仍然比较明显，性交前预先服用适量的镇痛和缓解肌肉痉挛的药物，可以减轻疼痛不适引发的败兴。当难以出现性高潮的时候，增加感情交流和非敏感部位的亲密接触与刺激，有助于改善性反应状况。一旦尝试直接性交失败，也不要气馁，可以考虑让妻子对丈夫生殖器适当进行按摩刺激，也可以尝试口交，或使用振荡器来助性。"

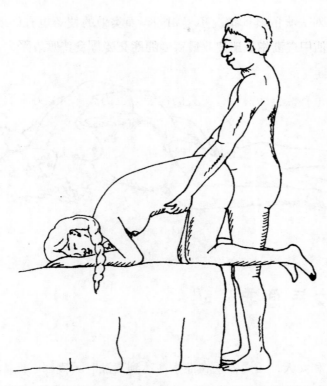

图 3　关节炎或背痛患者可能发现：换个体位可能减轻了疼痛

　　赵太太关切地询问："我们平时应该注意些什么事情？我是否能做些什么来帮助丈夫康复呢？""你丈夫的关节活动柔韧性较差，日常生活中应该尽量保持适度的运动，尤其是在安全的前提下多督促他做一些伸展运动可能有益。在平时增进一些夫妻间的亲密感情，也会在关键时刻有所帮助。"

　　看着满意而归的夫妻，不仅让人联想到还有多少人与他们一样正在遭受同样疾病困扰，并给亲密的夫妻生活带来不利影响！由于关节炎在男性和女性中都可以发生，患者可以表现在多个关节的疼痛不适，因此可以考虑的应对措施也比较多。例如女性关节炎患者的臀部外展和屈曲常常比较困难，使用枕头、靠垫等垫起疼痛僵硬的关节或者抬高臀部，可以减缓性活动带来的盆底关节过度活动及疼痛；后位性交［面对背姿势（图 4）或肘膝位（图 3）］可能会让关节炎女性舒服

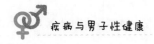 

很多。由于每对夫妻的具体情况不尽相同，而类似的技巧也有许多，努力探索，都可能在性生活中逐渐发掘出彼此最喜爱的性交姿势及其他条件。

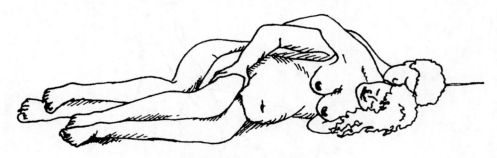

图4　面对背的性交姿势

## 15. 性交气急要紧吗

无论男人和女人，相爱伴侣在性生活达到高潮时大概都已经体会到那种让人欢愉得面红耳赤、周身燥热、心跳加快和气喘吁吁吧，其中的气喘吁吁可能是高潮的标志和体验，但也可能是某种危险的信号，在享受性爱的同时你不妨审视一下自己的情形是怎样的，尤其是年龄较大或患有某些疾病的男女更要小心。

事实上，气喘吁吁是否属于高潮反映还是疾病的信号，相差的只是程度和感受问题。健康夫妻在房事进入兴奋状态与达到高潮时，心跳与呼吸都会明显加快，也有一定程度的气喘吁吁，但随着房事的结束而很快停止；性交过于频繁，也让人难以招架，出现气急的情况也在情理之中；老年人房事发生气喘吁吁是由于上了年纪，这种气急的现象要比青壮年人明显，恢复也稍缓慢，但多无大碍。这些均不属于病态，毕竟性生活的体力支出相当于打壁球或长跑一样剧烈，也相当于登上2~4层楼的体力支出，性交时心跳会加速到每分钟130次，当然需要更多的氧气供给，人体的心脏和肺脏就要加紧"工作"，出现气急现象一点也不奇怪，但人体总是能够自如地进行调整并迅速恢复。

　　房事发生气喘吁吁也可能是由于心肺系统有问题的信号或心肺疾病前奏，例如冠心病、慢性阻塞性肺病（慢性支气管炎、肺气肿）及肺心病，在性生活高潮的剧烈运动情况下难以提供机体所需要的大量氧气，气喘吁吁就来得格外明显，有时甚至不得不提前终止房事，"事"后还要"难受"好久，必要时还得靠药物帮忙解决，这些显然与正常性生理反应不同。

　　性生活中发生气急现象者最好自己对号入座，如果你是属于生理性的气急可以不必顾虑；如果你是由于性生活过于频繁或动作剧烈所致，适当减少房事频度和减缓性交动作即可；如果你已经患有心肺疾病或正在遭遇某种疾病的前期阶段，一定要重视气急现象，此时要暂停性生活，并应迅速诊治相关疾病或采取有效的防病措施，待病情稳定后可恢复房事，但次数也必须严格限制，平时要注意性生活保健，多运动，不抽烟，在身体健康的状况下才能有美满的性生活，否则更大的不幸可能发生在"性"福之中。

## 16. 手脚容易出汗且怕冷，我肾虚吗

　　有咨询者询问："我的手脚一到冬天就出汗，并且比一般人手脚的温度要低，这是不是肾虚的表现？以前我还有过盗汗的情况，但是自从我吃了六味地黄丸之后，盗汗的情况没有了，但就是手脚出汗和冰凉的情况一直有。我的身体状况良好，腰也不痛，就是玩游戏或看电视时间长了的话，头会觉得痛。"

　　出汗是人的一种自然本领，每人每天排出 500～1000ml 的汗液，在天气炎热的夏季可以更多一些，并通过汗液将人体内的多余热量以及部分代谢废物排到体外。如果汗腺停止排汗或出汗过多，均可能是异常现象。

　　多汗是指在恒温和静态情况下，仍大量出汗，通常会让人精神不振、气短、怕冷等。长期的持续性多汗现象可由于许多疾病所致，如结核病、甲状腺功能亢进、血糖过低及肝功能异常等造成的体质虚弱；病危者可出现汗出如注，冷汗不

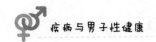
止的现象；服用某些药物后亦会产生多汗反应；重金属（铅、汞、砷等）中毒亦会有多汗现象。

但在多数情况下，出汗往往是短期的"阶段性"现象，并不是疾病的表现，没有必要太在意，例如心情紧张时会手脚出汗。由于在汗液排出的过程中常同时带走局部的大量热能，因而手脚多汗者经常觉得手脚潮湿和冰冷也就好理解了。个别身体状态甚差者，多因脾胃湿蒸、气虚、肾虚所致，须加注意，必要时可通过中药调理而获得改善。

## 17. 丈夫的手部受伤后能过性生活吗

身体受到损伤或经历手术之后，局部的创面可能仍然有出血的机会。那么，在进行性生活过程中，可能出现面色潮红、全身皮肤黏膜充血等血管扩张现象，是否会影响伤口的愈合？能否过性生活，困扰了许多夫妻。一位女性来信为她的丈夫咨询相关问题："我是一位新婚女性，刚度完蜜月，丈夫性要求较多，但是最近他刚刚因左手四指断裂而接受过手术，正在恢复期。请问这段时间内我们能否过性生活？听说性生活过程中会加速人体血液循环，是否会让他的伤口大出血？"

性生活的确是一件很耗费体力的运动，并因此而会让人体血液循环加速，但是否会让外伤者的伤口大出血，不敢认同。通常情况下，外伤会给伤者带来强烈的影响，性欲多会受到明显抑制，在短时间（几天）内忘记局部的疼痛、治疗过程和精神心理打击，并将注意力迅速集中在过性生活上还不太容易，况且健康人也多不会每天都过性生活。而血液凝固的速度却是非常快的，完全凝固仅需要几分钟，因此而恐惧大出血似乎根据不足。况且，从另外一个角度讲，适度的性生活还会改善血液循环，促进损伤局部代谢废物排泄，加速组织康复。

尽管性生活是一种全身性的协调运动，但下腹部和盆腔脏器以外的创伤一般不会直接对性生活带来明显影响，在身体条件许可的情况下，尽管创伤没有完全康复，也是可以适当地过性生活的，只不过需要对性生活方式和强度进行必要的调整，如四肢骨折患者，在戴有石膏、外固定器等出院回家休息阶段，完全可以采用下位的性交姿势，让配偶来主动控制局面，并避免对患肢的磕碰和挤压，一定时期内尽可能将性生活频度和强度控制在较低的水平，以免影响康复；对于下腹部和盆腔脏器外伤的患者，应该暂时回避性生活，待损伤完全康复后恢复性生活也要量力而行。

正所谓"伤筋动骨一百天"，丈夫的手外伤的确需要经过一段时间才能逐渐康复，但是毕竟损伤的只是末端器官，比起四肢骨折来说微不足道，一般并不会对性欲望和性功能造成任何影响。值得注意的是，在损伤未完全康复而要求过性生活时，还是要注意一些事情，一定要保护好患处，尽量避免直接压迫和触碰患肢，以免进一步加重局部创伤，避免因磕碰带来伤口的明显疼痛而败"性"。

# 18. 每况愈下的糖尿病患者的性能力

糖尿病可以对男人的性能力造成一定程度的削弱和伤害。根据研究结果表明，糖尿病患者中有一半的人会有不同程度的性功能障碍。造成糖尿病患者性功能减退的病因是多方面的，主要包括：①糖尿病本身对性功能的损害；②糖尿病造成的神经病变；③糖尿病引起的阴茎大血管和微小血管的病变；④精神创伤；⑤身体状态的疲惫不堪等。

但是，对于绝大多数的糖尿病患者，尤其是年纪比较小的糖尿病患者，性欲望可以是正常的，并可以保持射精能力。所以，绝大多数的糖尿病患者有进行性生活的能力，无论是医生还是患者的妻子，断然剥夺糖尿病者的性生活权利也都是不公正的。糖尿病患者可以在医生的帮助和具体指导下，合理地安排好自己的性生活，并作好性保健。

首先要积极地检查造成性功能减退的真正原因，尤其是在有效地控制了高血

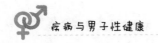

糖后阳痿的症状没有一点改善者，要及时查清是否同时合并有器质性阳痿的因素或疾病存在，并进行有效地根治。对于已经发生了逆行性射精的男子，表明神经病变比较严重，治疗效果可能要受到一定的影响。

适当地使用一些改善性功能的药物，如希爱力、万艾可等，可以让许多糖尿病男人能够完成性生活，这对于患者的精神心理作用是巨大的。此外，心理疏导和行为疗法也不可忽视。

积极地动员配偶参与丈夫的性康复工程，让男人深切地感受到来自妻子的关心和重视，因此可以显著地减少男人的焦虑、抑郁等症状。

## 19. 男性糖友对"那事儿"关注不够

近年来，绝大多数成年男性每天都在承受着工作与生活的双重压力，男性健康状况每况愈下，已成了不容忽视的社会问题。患上糖尿病无疑是"雪上加霜"，国内一项对 6700 多名男性糖尿病患者进行的调查显示，我国糖尿病患者 ED 的患病率高达 78%，但治疗率仅有 18% 左右。看来男性糖尿病病友的性健康状况不容乐观，如何有效提升男性糖尿病病友生活质量，值得高度关注。实际上，不仅是患有糖尿病的男性，整个男性群体对健康的关注程度都不够。

成年男性作为家庭的顶梁柱，不仅面对工作、生活的各种压力，其本身对健康问题也不是很关注，即便出现一些小的症状，也很少引起注意。有些患者甚至为了不影响工作，在疾病被确诊之后还是坚持工作。男性对健康的关注程度不够，主要表现在以下几个方面：

（1）有病不看：由于社会传统观念的影响，男人往往被赋予强者的角色。尤其是我国的男性大男子主义思想比较严重，往往认为生病是弱者的象征，或者认为自己身体挺好的，有一些小病也不当回事，觉得挺一挺就过去了，这点小病不算什么。而糖尿病是一种不疼不痒的疾病，在没有出现严重并发症的情况下，是不会给病人带来很大痛苦的。这就导致有一些患者容易忽视疾病的早期症状，即使发现也很少就诊；延误诊治后的治疗效果也往往不好。

（2）就诊、健康体检次数少：因为糖尿病的症状不是很明显，糖尿病患者不一定都会出现所谓的"三多一少"症状。经常是要通过健康体检，或者其他疾病就诊时检查而偶然发现的。因为男性对自己整体健康的关注程度不够，导致对糖尿病的早期发现与治疗也并不及时。

（3）床上"尴尬事"难以启齿：在临床上，有不少男性糖尿病患者遭遇床上"尴尬事"。而 ED 不仅影响到夫妻生活，也是糖尿病的一个早期信号。男性由于传统观念影响较深，比较爱面子，对于这种事往往避而不谈，或者采取滥用壮阳药等方式自行解决。由于无知，也使得男性糖尿病患者在 ED 的早期诊治遭遇困难。

 ## 性生活对男性健康的作用

性生活是维系夫妻感情的重要纽带，良好的性生活是巩固和发展夫妻感情的必要保障。有资料显示，很多婚姻失败的真正原因就是因为性生活不谐调。所以适度、良好的性生活对巩固夫妻感情是大有裨益的。另外，性爱能提高人的幸福感。据美国《男性健康》杂志报道，两位美国经济学家大卫·布朗什弗拉尔和安德鲁·奥斯沃德通过研究，得出了一个惊人结论：规律性生活可以给人们带来幸福感。另一方面，而现在的家庭大多都是空巢家庭，如果老年糖尿病患者没有性生活，他们的生活将会更加单调、乏味。

糖尿病可能导致 ED，由此让男人失去性能力。但是其配偶还是有性生活需求的。如果不进行合理治疗的话，也会影响女性的情绪和健康。俗话说：男人的健康决定着女人的幸福，即使是为了另一半的幸福，糖尿病男性也要积极寻求治疗。

 ## 男性糖尿病患者的控制情况更差

由于糖尿病是一种终身性疾病，需要长期坚持用药，很多男性患者在确诊为糖

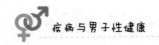

尿病之后，由于事业、家庭等种种原因，难以坚持治疗。其中大致分为以下几类：

（1）不能按时服药：由于 2 型糖尿病男性患者多处于事业成长期，平时工作比较忙，或者由于出差等原因，经常漏服药物。

（2）饮食控制得不好：由于一些朋友聚会、工作应酬使男性更多的时候是在外就餐的，也免不了大鱼大肉，饮酒无度。而平时工作忙也会导致忘记吃饭、饮食无规律、暴饮暴食等情况，都使得糖尿病的血糖控制不佳，出现忽高忽低的情况。

（3）吸烟、酗酒、不运动等不良生活习惯：研究证明，吸烟对降糖药的药效影响很大。吸烟会使这些药在血液中的浓度降低，减弱其疗效。常规注射胰岛素治疗的糖尿病患者中，吸烟者比不吸烟者注射胰岛素量要多 16%～20%，吸烟量大的甚至要增加 30%。吸烟患者服其他降糖药物亦需增加剂量方可达到预期效果。

酗酒对糖尿病病情控制也非常不利。一方面酒精损害人体胰腺，使人体内胰岛素在短时间内缺乏或过量，造成血糖过高或过低。另一方面，酒还对某些降糖、降压、降脂药物有干扰作用，使药物作用减弱。

另外，男性久坐、不爱运动等不良生活方式都使得糖尿病控制情况并不好。我们知道糖尿病运动疗法在糖尿病防治中具有重要作用，而男性由于平时工作忙，生活节奏快，没有时间、没有精力运动，而这也影响血糖的控制。

（4）精神因素影响：由于男性是整个家庭的支柱，所以在工作、生活各个方面给男性糖尿病患者带来了更大的压力。加之，糖尿病还可能引起男性 ED，他们往往因此而自卑、焦虑、抑郁、失去自信；这就使男性糖尿病患者患上抑郁症等心理疾病的概率大大增加了，有时精神上的伤害甚至重于生理上的。然而，心理疾病的影响又使得血糖更加难以控制，由此形成了一种恶性循环，使得血糖控制难上加难，患者的病情雪上加霜。

由于以上诸多因素的影响，在临床上看，无论是在发现病情，早期诊断方面，还是在糖尿病的长期治疗过程中，与女性相比，男性糖尿病患者对健康的关注程度都是明显不够的，对待疾病的态度也大多不积极、不主动，应该引起男性糖尿病患者和医生的高度关注。

# 20. 男性糖友别丢了"性"福

 糖尿病正在加速向我们悄悄地走来

　　糖尿病大约困扰着全球 1.5 亿人，我国现有糖尿病患者 3500 万，患病率居世界第二位，而且，这一数字正以每天至少 3000 人的速度增加。此外，糖尿病还经常"悄悄地来"。50% 以上的患者并没有发现"三多一少"（"三多"指多饮、多食、多尿；"一少"指体重减轻）的典型糖尿病症状，往往是在出现并发症时才偶然发现，并匆忙就医。

 不可轻视糖尿病的并发症

　　糖尿病的危害不言而喻，而其并发症则更让人不寒而栗。糖尿病可能导致的并发症有很多，包括心血管病、眼病、肾脏疾病、下肢周围血管病、周围神经并发症等。而对于男性患者来说，要格外警惕勃起功能障碍（简称：ED；俗称：阳痿）。普遍认为糖尿病是对男性性功能影响最危险的一个因素。40 ~ 70 岁的健康国人患 ED 的概率大约有 40%，而同年龄段糖尿病患者患 ED 的概率就有70% ~ 80%。在 ED 患者中，影响较大的疾病依次为糖尿病、高血压和高脂血症等。糖尿病成为最危险的因素，是因为它的发生率非常高，而且它对血管的影响大。糖尿病患者患 ED 等生殖系统疾病的概率比正常人要高出 2 ~ 3 倍，并经常以ED 为首发表现而就医。据国外统计资料显示，与总体人群相比，有 50% 以上的糖尿病患者是在发病后 10 年内发生 ED 的，有 12% 的患者是因为 ED 就诊时才发现糖尿病的。

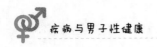 

 ## 糖尿病并发 ED 的机制

阴茎勃起是由于阴茎海绵体窦状隙松弛，阴茎小动脉扩张，流入阴茎的血量增多，海绵体内窦状隙充血，使静脉回流受阻，流出海绵体的血量减少，由于白膜对海绵体膨大的限制，因而使阴茎增粗变硬而勃起。

ED 与糖尿病都属于小血管病变，患者在高血糖的困扰下，血管壁发生痉挛，动脉挛缩而导致供血减少，自然会损害勃起功能，对男性性功能造成一定的影响。此外，糖尿病患者还容易发生神经和内分泌系统病变，进一步影响了阴茎勃起。

 ## 糖尿病患者要积极应对疾病对男性性健康的损伤

如果糖尿病患者发现自己的勃起功能出现问题，或者在诊治 ED 过程中检查确证存在糖尿病，应尽早诊断并开始治疗。严格控制血糖能从根本上防止男性性功能的进一步减退，所以说配合医生控制血糖、尿糖，定期检测是非常重要的。还可以在治疗糖尿病的基础上同时服用当代治疗 ED 的有效药物，如希爱力、万艾可等 5 型磷酸二酯酶（PDE5）抑制剂。有调查表明，超过 70% 的糖尿病合并 ED 患者在服用该类药物后，勃起功能得到明显改善。此外，妻子的责任也很大。当男人遇到男科问题时，妻子怎样看待糖尿病丈夫的 ED 问题，妻子对丈夫的康复是否积极配合，都显得非常重要。

性生活质量是反映生活质量的一项重要指标。国内一项对 6700 多名男性糖尿病患者生活质量的调查结果显示，我国糖尿病患者 ED 的患病率高达 78%，但治疗率仅有 18% 左右。由此看来，调查结果并不让人乐观，糖尿病患者的生活质量堪忧，医生和患者都要努力工作来改变目前的不利救治现状。

近年来，本着"我的健康我做主：慢性病自我监测"的原则，以"糖尿病的自我监测"为主题的健康宣传活动频繁开展，活动旨在普及糖尿病的相关知识，让高危人群"早发现、早诊断"，有效控制病情的发展，让患者远离 ED 等并发症，留住或重新找回"性"福，提高生活质量。

##  21. "太自私"，竟然是糖尿病惹的祸

### 没缘由，射精变得越来越困难

近来，妻子已经多次向宋先生提出"抗议"，告诫他做人不要那么自私，为了保养自己而忍精不射，这太过分了。这让宋先生百口莫辩。

虽然已经 50 出头了，宋先生也自认性功能不如"想当年"了，但是仍然可以应付自如，还没有到山穷水尽的地步，却不知道为什么，射精却越来越困难，射精量也越来越少，甚至经常不能射精。尽管自己在性交过程中尽到了最大的努力，尽管也有高潮样反应，但是仍然无济于事。实际上，宋先生出现这种情况已经有很长一段时间了，着实让他伤透了脑筋，却百思不得其解，也难以给妻子一个明白交代。妻子因此已经多次明确表示不满。为了平息妻子的怨愤情绪，也为了搞个清楚明白，给彼此一个说法，宋先生带着妻子走进了大医院。

###  尿液化验，验出逆行射精

在详细询问病情并进行必要的体格检查后，医生为宋先生开了血常规、血糖、尿十项检查，并打开了取精室的房门，告诉他在常规化验结束后，可以通过手淫的方法达到高潮，如果手淫有困难也可以让妻子帮忙解决，在达到高潮后留取尿液化验检查。很快，检查结果出来了。高血脂、高血糖、尿糖 +++，性高潮后尿液的检查结果显示满视野的精子。

看到化验单的结果，医生下了结论：糖尿病引起的逆行射精。

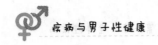 

 ## 糖尿病并发症——膀胱出口松弛

宋先生坦然承认，自己患糖尿病已经有多年了，而且由于单位的工作繁忙，血糖控制得不是很满意，经常忘记吃药，饮食节制得也不是很严格。但是宋先生不明白，糖尿病与逆行射精怎么会挂上钩的呢！因此急切发问："逆行射精是怎么回事？我怎么会逆行射精呢？"

医生告诉宋先生，逆行射精是指在性生活过程中，尽管男性可以有性高潮及射精感，但膀胱颈开放，精液走了"后门"，全部自后尿道逆流入膀胱而不从尿道口射出。逆行射精的病因比较复杂，包括先天性和后天性的众多因素，就你的情况而言是比较明确的：由于糖尿病没有得到有效的控制，病变造成膀胱颈收缩功能失调而导致精液逆流。

糖尿病已经成为困扰许多男子性生活的一个大问题，由于糖尿病所造成的损害程度以及个体的差异，疾病对男人性功能的影响表现也千差万别，比较常见的是勃起功能障碍，但也经常会引起射精困难和不射精。糖尿病造成全身血管系统的病变，包括维持阴茎勃起的动脉和静脉血管的病变，可以造成阴茎的勃起不坚。为了达到高潮，性交中的男性必须要比以往付出更大的努力，因而性生活时间要明显延长。尽管如此，有时还难以达到射精所需要的对阴茎的刺激强度，尤其是在体力和精力不佳的时候，偶尔出现不能射精也就在情理之中了。同时，糖尿病患者的血管病变可以造成组织营养的障碍，同样可以影响到发动射精的支配神经，也是其出现射精困难和不射精的重要原因。糖尿病还可造成交感神经病变，使尿道内外括约肌功能发生共济失调。当引起体内支配膀胱颈关闭的交感神经病变，使膀胱颈部的平滑肌收缩无力，性生活过程中由于尿道壁压力相应增高，排出的精液由于发现了膀胱出口这扇宽敞的"后门"而出现精液逆流。

 ## 逆行射精≠不射精

医生继续解释说：尽管表面上看起来，逆行射精与不射精的患者在性交过程中都无精液排出，但它们是完全不同的两回事：不射精者往往缺乏性高潮，在性生活后没有精液射出，离心尿液也不能发现任何精子存在的证据；逆行射精者则有性高潮，手淫或性生活后排出的尿液内含有大量的精子。对于逆行射精者，只要改变排精通道'前门遇红灯'、'后门开绿灯'的状况，自然可以恢复性交时的正常排精。

 控制血糖＋关闭"后门"，让精液迷途知返

"那么，应该怎样才能恢复正常射精呢？"宋先生紧接着提出了这个问题。

医生告诉宋先生，首先要解除紧张焦虑心理，同时需要妻子的协作与理解。积极地控制血糖，尽可能地减少糖尿病对血管和神经系统的损害作用，是恢复糖尿病患者正常射精功能的重要手段。

至于逆行射精的直接治疗方法主要包括病因治疗和对症治疗两种。既然糖尿病是引起你逆行射精的主因，那么，只要控制血糖，糖尿病对膀胱出口神经的损害就可以得到有效控制或减轻。另外，选择麻黄素或盐酸米多君等 α 受体兴奋剂类药物治疗，可增加交感神经对膀胱颈的控制力，提高其张力，关闭"后门"，也有助于防止精液逆流。在药物治疗无效的情况下，因膀胱颈过于宽松而发生的逆行射精，可行膀胱颈重建术，增加膀胱颈阻力，使精液顺行从尿道口排出。

经过近半年的积极治疗，宋先生的血糖一直保持良好状态，并逐渐恢复了正常射精。

## 22. 祸起糖尿病的男性不育

随着糖尿病的发病人群不断趋向年轻化，以及一些夫妻为了发展事业而主动推迟生育时间等原因，渐渐地准爸爸中患有糖尿病的比例也在逐年攀升。殊不

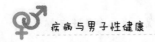

知，正是这年轻化的糖尿病妨碍了一部分男人实现为人父的愿望，有学者调查发现，40岁以下男性糖尿病患者中，有25%～30%的人会发生不育。那么，糖尿病是如何损害了男人的生育能力？不幸罹患糖尿病的准爸爸们又该怎么面对自己的生育问题呢？

 ## 糖尿病导致男性不育的途径和机制

只要一谈起糖尿病，大家马上就会想到是人体内的胰岛细胞出问题了，分泌的胰岛素已经无法满足正常的糖代谢。同样，糖尿病导致男性不育的途径和机制也大都与此相关，在一定意义上可以说胰岛素分泌缺陷是导致男性糖尿病患者不育的罪魁祸首。

糖尿病的糖代谢紊乱，使得男性睾丸内的间质细胞（分泌雄性激素）和垂体前叶细胞（分泌促性腺激素）及其他激素的分泌细胞对糖的利用过程发生障碍，以致合成性腺激素和促性腺激素的功能受损，血中相应的激素水平降低，造成生殖内分泌激素分泌功能障碍；还可能致使精子活动需要的能量来源不足，严重地影响着精子活动度，因为唯有良好活动能力的精子才具有受孕能力，而精子的活力来源于精子细胞内的以糖代谢为主的一系列复杂生化事件的有序进行。

此外，糖尿病患者常常伴有睾丸小动脉及附属性腺血管的病变，长期供血不足不但让睾丸产生精子的能力衰退，并且损害了相应腺体的分泌功能。结果精子质量、数量下降，以及因成分、数量发生改变而威胁到精子的精液，都可能引起不育。

如果包括阴茎在内与性活动完成相关的动脉、静脉血管和神经已经被糖尿病侵蚀，就会出现糖尿病性勃起功能障碍或是射精障碍。由于累及神经部位和程度的不同，射精障碍的表现因个体差异各不相同：比如射精困难和不射精大都是因为发动射精的支配神经发生病变；而当盆腔交感神经系统被损害，则可能发生逆行射精，即精液从"后门"直接进入到膀胱内。

有糖尿病的男性患者怎么当好准爸爸

当你已经做好当爸爸的准备时，最好去医院评估一下男性的生育能力，确定自己的生育能力是否已经受到了伤害及其严重程度。这是一件非常简单的事情，你只要到医院接受精液的常规检查，看看自己的"孕种"到底是个怎样状况。生育能力正常的成年男人一次射出的精液内的精子浓度一般在每毫升 0.6 亿~1.5亿。如果每毫升精液中精子数目少于 2 千万，或者每次射出的所有精子绝对数量少于 4 千万，就可能有少精子症了。精子浓度过少，精子与卵子受精的概率也减少，从而生育机会明显减少。还有，即使有众多的精子，若都属于"老弱病残"之类，也是难以在激烈竞争中奋力游向终点——受孕。同时还可以通过早晨空腹抽血化验明确自己的内分泌激素情况。检测比较重要的相关激素的激素：卵泡刺激素（FSH）、黄体生成素（LH）、泌乳素（PRL）、睾酮（T）和雌二醇（$E_2$）。这样你就能做到心中有数，明白自己是否已具备做爸爸的条件了。一旦你的情况比较严重，就要考虑寻求专业医生的帮助。

精子的产生需要多种原料，生精功能和营养水平密切相关。因此，还要做到平衡饮食，保证日常饮食能获得足够的营养物质。例如多吃些瘦肉、鸡蛋、鱼类、蔬菜，保障必要的蛋白质、维生素和微量元素的供给。微量元素锌可改善精子的活动力，提高前列腺的免疫保护能力，且利于精子与卵子结合，对生育有重大影响。硒也是人体不可少的微量元素，几乎全部来自于食物。

当然，积极地控制血糖，尽可能地减少糖尿病对血管和神经系统的持续损害作用，是恢复糖尿病患者睾丸功能和正常性功能的必要手段，部分患者单纯依靠这种方法就可望获得生育能力的维持或自然恢复。

## 23. 男人也可患乳腺癌

男性似乎很少会关注自己的乳腺，似乎只有女性才会有乳腺问题。但是一旦

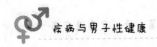

他们遭遇到乳腺的困惑时，要么羞于对人讲，也不会主动接受诊治，往往延误最佳的诊治机会，使病情加重；要么就表现出一脸茫然困惑的样子，不知所措。一名33岁的男性向我们提出了类似问题的咨询："最近感觉乳房内有点疼，用手摸摸发现里面竟然有个小疙瘩，起初并不在意，但过了一段时间仍然疼，到医院咨询了一下说是没事，是二次发育，过了一段时间就好。又过了几天仍然有点疼，疙瘩仍然没有消除，就到医院开了几样药吃，但是效果不明显，现在想问一问。有两个问题：一是男人会不会得乳腺癌，第二个就是我这种情况怎么到医院检查？"

乳腺癌绝不是女人的"专利"，男人也可以患乳腺癌。男性患乳腺癌的原因与内分泌激素水平紊乱、放射线损伤、长期服用激素类药物，以及高脂类食物和烟酒刺激有关。由于男人的医学知识和警惕性的缺乏，使得乳腺癌的早期发现率低于女性，而且男性较薄弱的乳腺发生癌变后特别容易侵犯胸肌和淋巴结而转移，因此获得早期治疗的机会明显减少，患病后的死亡率也高于女性。

36岁的陈先生因为结婚多年不生育而接受检查。医生对陈先生的乳腺进行了检查，发现了左侧乳腺上有一个红枣大小的结节，与周围组织有明显的粘连，经过病理活检证明是乳腺癌。询问病史时，陈先生坦然承认，已经发现这个东西有一段时间了，但是最初以为是身体"发福"的原因，没有太在意，而且它也不疼痛，对生活没有什么大影响，也就放松了警惕。

男性患乳腺癌的原因与内分泌激素水平紊乱、放射线损伤、长期服用激素类药物，以及高脂类食物和烟酒刺激有关，而这些原因也都是男性不育的重要原因，因此对于男性不育患者的检查，千万不要"放过"乳腺。

实际上，男性的乳腺不仅可以患乳腺癌，还可以患其他的乳腺疾病，例如因感染而引发的乳腺炎、因内分泌激素水平波动（尤其是青春期发育阶段和更年期男性）而出现乳腺发育等。通常，乳腺炎多伴有疼痛症状，服用抗生素并配合局部热敷等理疗方法会很快康复；乳腺发育可以通过观察等待，必要时调整内分泌激素水平而恢复。只有乳腺癌早期多无疼痛症状，容易被忽视。

咨询者以及那些有此担心的男人，可以到医院的乳腺外科或男科接受检查，医生简单的局部触诊，结合内分泌激素（泌乳素、雌激素、雄激素等）测定、超声波和X线检查，多可明确诊断。必要时可进行穿刺活检病理诊断。

## 24. 说不清、道不明，男性也有更年期？也会败性

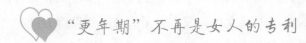
### "更年期"不再是女人的专利

男性更年期通常是生命中的一个相对短暂阶段，是由中年步入老年的过渡时期，也是身体健康状况逆转的阶段，一般开始于40~45岁，持续到60~65岁，几乎所有的男性都会被影响，只是程度不同罢了，接近四成的更年期男性可能有明显的痛苦体验和经历，称之为男性更年期综合征，雄性激素部分缺乏是重要原因，其他激素水平改变、相关疾病、精神心理、环境等因素均同男性更年期综合征的发生有关。

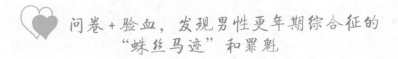
### 问卷+验血，发现男性更年期综合征的"蛛丝马迹"和罪魁

通过专门问卷，可以初步判断男性是否存在更年期综合征。问卷包括4个方面，即体能症状（全身无力、失眠、食欲缺乏、骨和关节痛）、血管舒缩症状（潮热、盗汗、心悸）、精神心理症状（健忘、注意力不集中、恐惧感、烦躁易怒、对以前有兴趣事物失去兴趣）和性功能减退症状（对性生活失去兴趣、对性感的事物无动于衷、晨间阴茎自发勃起消失、性交不成功、性交时不能勃起）。若判断其存在男性更年期综合征，还需要对其病情进行判断，寻找病因，包括抽

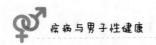

血检查雄激素水平等项目，并排查其他疾病。

 **自我调整＋病因治疗，对抗男性更年期综合征**

　　更年期综合征延迟诊治或误诊误治所带来的后果常常具有破坏性，甚至可成为诱发危机的原因。只有科学认识和合理对待，才能趋利避害。首先要认识到更年期是人生的一个必然阶段，调整好心态、稳定情绪、树立信心、建立和睦的家庭和人际关系，积极投身于自己喜爱的事业。同时要对生活方式进行调整，起居有常、劳逸结合，保证足够的睡眠时间，不吸烟、不酗酒，积极锻炼来控制体重等。家庭其他成员，尤其是女性，应该给予男性更年期综合征患者充分理解、关心和帮助。对于那些主要病因是雄激素部分缺乏，适当补充雄激素当然是最合理的治疗手段，同时辅以综合治疗，效果更佳。

# 第二章
# 生殖系统的常见疾病

# 1. 自己如何早期发现阴茎和睾丸的疾病

一些男性因为各种问题而接受检查，却意外地发现了其他的一些疾病，有的甚至可能是威胁到生命的严重疾病，如阴茎癌和睾丸的恶性肿瘤。

阴茎对于男人来说具有特殊的意义。对于阴茎上突然或逐渐多出来的"赘肉"一定要慎重。尽管"物"小，但"事"大，不能"先斩后奏"，而是要首先"探清虚实"，然后再做决断。一旦诊断阴茎癌成立，要求"除恶务尽"，以避免其"卷土重来"。

睾丸肿瘤好发于青壮年，多为单侧，发病往往比较隐蔽而不容易被发现，生长迅速，可以有睾丸坠胀不适感，多为恶性肿瘤，是由制造精子的早期生精细胞发生的癌变，早期就可以出现转移。因此要求早期诊断、尽早治疗，而且睾丸恶性肿瘤的治疗效果大多数比较良好。

在进行睾丸自我检查时，早期往往能感觉到睾丸的异样感、睾丸体积增大、质地坚硬而失去正常的弹性、不透光、沉重感等，但一般是没有疼痛症状的。与对侧睾丸进行比较，更容易早期发现病变。在难以明确诊断的情况下，可以请求医生的帮助，接受必要的检查，如彩超检查可以很"敏锐"地觉察到睾丸局部的"不妥"之处。值得注意的是，部分隐睾患者尽管已经进行了睾丸牵引固定术，但是由于手术时机选择的较晚，仍然有较高的恶性变的机会，不应该大意。

没有人会比自己更了解自己身体上发生的变化，尤其是男性的阴茎阴囊突出于体腔外，特别容易进行自我检查，只要稍微留意一点，如在洗澡的时候瞧上一眼，或者摸上一把，有时就可能发现某些地方有点"不对劲"，许多时候的这种自我检查或感觉可以比精密仪器更早期地发现疾病。可以通过观察阴茎的表面是否有不该长出来的东西（如疣等）、破溃、水疱，翻开包皮再检查一下比较隐秘的冠状沟（阴茎和阴茎头接壤处）是否"干净"，尿道是否干爽（有无分泌物或

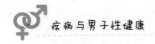

流脓），阴茎体是否可以摸到硬块，阴囊是否光滑平整，等等。男人最好每天进行"隐秘部位"的自我检查，并捎带进行卫生保健，将局部卫生好好"打扫"一番，这不仅有利于自己的健康，也是爱护妻子的具体表现，毕竟一个人的健康往往涉及两个人的健康和幸福。

## 2. 遗精会让男人损失宝贵的"精力"吗

青春期后的男性，生殖器官无时无刻不在进行着精液的制造，而且在输精管道内积聚，并在积聚到一定程度后，以遗精（充分体现了满则溢的规律）、手淫或性交射精的方式排泄。遗精就是在无性交状态下的一种射精活动。在睡眠做梦时遗精，称为梦遗；在清醒时遗精，称为滑精。未婚男青年出现遗精一般有两种情况：一种是生理性的，这是正常现象，每个月出现1～3次遗精，属于生理性遗精，一般没有什么影响；另外一种是病理性的，遗精次数较多（平均每个月内遗精5～6次及以上），婚后有性生活的男性仍然有多次遗精，甚至在无性兴奋的情况下也遗精。频繁的遗精，往往会对青年男性的生理及心理造成不良影响，使他们处于一种疑虑、紧张、担忧、羞涩的心理状态，郁闷不乐，注意力不集中，甚至失眠，影响工作、学习和健康。

造成遗精的原因主要包括：①沉湎于性的刺激中，并维持着较高的性兴奋性；②不良的精神心理因素，如紧张、焦虑、恐惧、激动等不良情绪均可以促发频繁遗精；③不良的生活制度和习惯，如穿紧身内裤、酗酒、刺激性食物、剧烈运动、玩弄性器官、被窝过暖或棉被过于厚重、睡前过久的热水浴和足浴等；④神经衰弱：神经中枢对射精中枢的抑制作用减弱，使得低水平的性刺激就可以造成遗精；⑤泌尿生殖系统的炎症性疾病。

生理性遗精只要进行必要的调整就可以了；病理性遗精应防治，主要包括去除病因，并进行下列对症治疗措施来控制射精：①对于遗精的过度恐慌是没有必要的，要解除精神压力，不必为了遗精而背负沉重的负担；②保持婚后一定频度的性生活，有长期频繁手淫习惯者要予以节制；③多参加社交活动，把精力集中在工作和学习上，参加健康娱乐活动和体格锻炼，注意劳逸结合，睡前不要长时间洗热水澡，而冷水洗浴局部可以收到好的效果，早睡早起，不胡思乱想，不穿紧身内裤，睡觉时的被子不要太厚重，被窝不要过暖；④不看引起性刺激的低级下流读物，如淫秽录像、黄色小说，性挑逗很强的图片画面，睡前不饮酒和不吃刺激性食物；⑤养成良好的卫生习惯，每日清洗外生殖器官，包皮过长和包茎者要尽早处理；⑥如遗精频繁，可使用中西药物治疗，或阴茎头涂抹表面麻醉剂。

男性对遗精的恐惧不仅在于担心遗精会造成"肾亏"，更害怕遗精会让他们患上所谓的"脱精症"。长篇巨著《红楼梦》中曾经描述了贾瑞暗恋凤姐，因为不能如愿而患了所谓的"遗精痨"，并最终命丧于"脱精症"。民间流传的"脱精症"是指不能够遏制的房事活动，男人因元阳尽丧，会"冷汗如雨"地死在女人身上。

实际上，男性的精液远没有人们想象的那么重要。健康男性一次射出的精液量为 2～6 毫升，其中绝大多数的成分是水分，真正有用的部分也无非是含有极少量的蛋白质和无机盐，损失一些也无关紧要。此外，男性如果连续进行射精活动，将会使射精变得一次比一次困难，隔时间越长，射出的精液量也就越少，而且主要是前列腺和尿道的腺体所分泌，并不太可能来自于睾丸内的"元精"，这是人体的自然保护功能在起作用，根本不会像人们想象的那样（精液源源不断地涌出）。而在极少数的情况下，性交中确实存在意外死亡的病例，主要与男性本身就可能存在潜在的威胁生命的疾病有关，并因为性交需要耗费大量的体力而诱发，如心肌梗死、高血压等，真正要命的并不是"性"和遗精问题。

## 3. 频繁遗精的"无辜受害者"

遗精对于男人来说，到底意味着什么？可能是仁者见仁，智者见智。

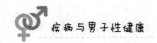

遗精是男人成熟的标志，也是成年男人宣泄过剩精力的途径之一，应该与手淫、性交具有同等的价值。健康的成年男性，如果未婚，没有性交且无手淫者，每个月有 3~5 次的遗精，应该是理所当然的事情，是男人区别于男孩子的特征之一，不会对人体造成任何伤害。问题的关键是，刚刚青春期发育成熟的少男们对于遗精的认识千差万别，一小部分人没有正确认识到遗精的作用和意义，从遗精中感受到的可能是更多的负面情绪，并对身心产生一定的不良影响，还容易把一些不好的感受与遗精紧密联系在一起，对遗精产生了不爽、难受，甚至是痛恨和恐惧的感受。

一位大学生就遭遇到了这种极端不好的境况。他在咨询信中写道："医生您好，我今年 21 岁。在 2009~2012 年上高中时有 3 年的频繁手淫史，2012 年高中毕业之后戒掉了手淫，从此之后就开始频繁遗精，4 年来多数做梦遗精，少数无梦遗精，最开始 2 天 1 次，后来 3~4 天 1 次，后来发现每次遗精后会疯狂掉眉毛、头发和阴毛，一掉十来根，现在眉毛都快没了，而不遗精时不掉，遗精毁了我的身体。脸上还会起脓包，有时尿半天都尿不出来，还会尿不干净。高中毕业后就去上大学了，到现在 4 年了，治病也有 3 年了。前两年找了很多中医，喝了很多中药，都于事无补。今年 3 月去割包皮，还做了阴茎背神经微创术，依然没用。今年找到一位权威专家，5 月份检查出精囊炎，治了 2 个月后炎症治好了，但是还和以前一样，遗精并不见好转。

这一年来也吃了很多抗抑郁的药都没用。我的心理很健康，就是频繁遗精让我很痛苦，总也治不好，人都快废掉了。从 5 月份开始我一直睡前服用舍曲林，有过一次 14 天不遗精的体验，感觉到我的身体特别舒服，眉毛也不掉了，尿尿几乎也不会尿不干净了，可是就是治标不治本，治到现在专家也实在没办法了，而在男科检查的各项指标都没问题。今年 7 月份我说我手抖，男科医生让我去检查甲状腺功能，结果检查说是甲亢，治了 4 个月，现在变成了甲减。内分泌医生说遗精跟甲状腺没有关系。前两天又去男科检查，也没有问题，去磁共振检查脑垂体，医生看了片子说也没有问题，但是频繁遗精就是不好，男科医生让我找您，我实在是没办法了，想去您那，您是我最后的希望了！

2012 年，我高中毕业就考上大学了，现在一直在学校上学。频繁遗精怎么治都治不好，我已经尽力了，真的没办法了，这样下去我的人生也就没有未来了，我一点也没夸张，我真的不是抑郁，不是心理疾病，真的是被遗精把身体快垮了。李教授，您是我最后的希望了，我不敢给您增添压力，遇到了很多好医生，医院还要免费给我做脑部的检查，说等到您周六下午来一起研究一下，他们都特别好，但是 12 个权威专家共同会诊也没有解决我的问题。我只相信您的治疗，周六下午您来了我怕您被他们误导，您说怎么治疗我就怎么治疗，这边如果设备不行，我就过年放假了去协和治疗。我发现我前些天一次不经意间看到一段捎带性感点的女性舞蹈视频，绝对不是有意的，我看了一小会就会滑精，有精子溢出来，吓得我立刻就不敢看了，之后一两天都感觉到阴茎很紧张，以往我也会两三天就遗精，遗精完后阴茎就不紧张了，我感觉是我的脑部的神经太敏感，神经哪里出了问题。"

经过咨询后，我觉得遗精的确给患者带来了太大的伤害，应该认真对待，而遗精的原因还需要仔细筛查，尤其是生殖道的局部发育问题。所以，建议患者在当地检查尿道镜和膀胱镜。

很快，患者有了回音。"教授您好，我昨天已经去省里的权威医院检查过尿道镜了，检查的医生说尿道没有问题，不会引起频繁遗精，之前去男科做了性六项、直肠彩超等检查都没有问题，那应该就是您说的神经方面的问题了。医生告诉我周六下午您将来到我们城市进行学术讲座，时间和地点都确定了，我到时候去等您，希望当面得到您的指导。"

如期举办的省级男科学术会议，参加会议的 40 位医生都是省里的男科委员、常委、副主委和主委，也就是一个省的男科权威专家都汇聚齐了。例行的学术专题讲座是介绍"抑郁、抗抑郁药物和男科疾病"。会议期间这个大学生来与我打了个招呼，并一直坚持在会场的后面听课。我主动征求了他的意见，是否愿意把病情向大家介绍一下。患者并不介意。

随后展开了大约持续 1 个小时的综合大会诊。

这是一个典型的大男孩，阳光、帅气（略显清秀）、理智、聪慧，言谈举止

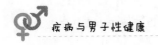 

得体，态度诚恳，体现出了良好的教育背景和部队大家庭的培养。病情陈述的清楚明确，希望专家能帮助到他，摆脱疾病困扰。

外观上看，患者的眉毛、胡须虽然不是那么繁茂，但是也没有看到明显的瑕疵；脸上有几颗不太明显的青春痘；喉结发育良好。一切似乎都还好，应该均在可控制区域。实际上，患者的情况（我没有使用"病情"的词语，是坚持不认为这是疾病）基本上是明确的，因为青春期的发育问题，尤其是生理上（遗精）的变化，似乎表现出脱毛多了一点，恰巧又与遗精赶在了一起，不自觉地将两者关联起来，严重地误导了患者，并让他顺水推舟地认为这一切恶果都是遗精导致的，似乎只要不遗精，就一切万事大吉了。

虽然是涉及敏感的手淫、遗精等性话题，但是没有任何拘谨；讨论一直在友好与和谐的氛围中展开。各位专家也都清楚，小伙子的这种情况是很平常的，是再健康不过了。问题在于如何说服他接受发生在自己身体上的这些青春期遭遇到的变化和不同，而这些都是正常的，至少是不会带来任何伤害的。与会者在下面的三个问题基本上达成了一致意见。

（1）是否存在眉毛的严重脱落？不存在。

（2）遗精伴发的眉毛脱落带来了什么样的实质性伤害？没有实质性伤害。

（3）是否要不惜一切代价去控制遗精？不应该。

许多专家纷纷发言，利用自身诊治疾病的经验，甚至是自身的体验，来启发和开导患者。一切的主导方向都是那么的让人觉得完美和自然，但是结果却不尽如人意。

我强调患者陈述一下遗精到底伤害了你什么？

患者的回答："你们问我遗精对我有影响吗？遗精对我影响太大了，掉眉毛、掉头发、掉阴毛，尿尿有时尿不出来、尿不净，手脚冰凉，每隔两三天就被梦遗折磨，感觉身体太疲惫了，太虚弱了。我每天工作学习训练，甚至坚持每天的跑步训练达到10公里，坚持很长时间却一直这样，真心希望自己能像周围的同学一样踏踏实实的睡觉。我相信，您一定能治好我，只要让我少遗精就行，我坚信！我先在这里的医院按您的方案进行治疗，如果到学校放假还没治好，我就去北京找您当面求治。"

当我最后反复强调，让患者慎重回答我的问题：是否还要坚持治疗？

患者的回答是："Yes"。

看来，此次的沟通是以失败告终了，虽然大家似乎都尽了力！

多么希望患者的回答选择是"放弃治疗，接受自己的健康现状"。

既然难以达成最佳结局，那就只有因势利导，控制患者的遗精问题（其要求似乎也不过分，而且很具体），让其遗精少一点，对身体的干扰小一点，一旦患者结婚成家，有规律的性生活，那时候才可以使漫天的云烟尽散。

最后，我为他制订了一个综合治疗方案来控制遗精，还给他留下了微信号，建议随时保持联系，有问题随时告诉我，并得到我的即时指导和建议。面对一个为了微不足道的事件可以不惜任何代价去拼搏的执着年轻人，你还能怎样帮助他呢！只有给他足够的爱心和帮助，并祝福他一切顺利，早日康复！

## 4. "命根子"上的小疙瘩不一定都是病

###  "那上面"的小疙瘩让新婚夫妻反目

俗话说：洞房花烛夜是让人终生难忘和回味无穷的，小娟和小强的洞房花烛夜也让他们难忘，然而却如同经历了一场劫难，彻底毁灭了两个人的激情之火，新婚之夜不欢而散。原来，新婚之夜激情过后，在爱抚丈夫躯体时，小娟突然发现小强的阴茎头周围有几个小疙瘩，不明就里的妻子以为丈夫患了性病，并引发了一场家庭动荡。

一想到自己日夜期盼的洞房之夜竟然这样草草结束，就让小娟的心里十分难过，甚至有种恐惧的感觉，担心小强患了性病，更害怕自己也会染上。想不到温

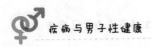 

柔体贴的"青梅竹马"却身患疾病，而且还对自己隐瞒，性格泼辣的小娟对丈夫展开了严格审问。"你那上面的疙瘩是怎么回事？有多长时间了？是从哪个女人身上染上的？除了我，你还有多少女人？你现在外面还有人吗？"

小强以前根本就没有在意过"那上面"的问题，但仔细观察下来却是实实在在地有"疙瘩"存在。万分困惑的小强暗自思量：小娟是自己唯一的恋人，除了她之外，自己连其他女孩子的手都几乎没有碰过，但一连串问题着实让他百口莫辩。无论如何解释，小娟也不相信洞房花烛之夜的丈夫是"第一次"，更不相信他外面"没有人"。最后，小娟对小强说："你先看病去吧，我们分床睡，尽快办理离婚手续。"

痛苦、羞愤的丈夫独自来到医院，挂了男科的门诊号，接受了专家的诊治。

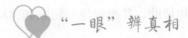

## "一眼"辨真相

面对医生探询的目光，小强不安地说："我的那个上面长了疙瘩，自己也不知道多久了，新婚妻子已经不理我了，我这不会是性病吧？或是癌症？"听到患者这样讲述，医生疑虑地问道："疙瘩有痛或痒的感觉吗？有分泌物吗？你有不洁性接触史或冶游史吗？""不痛也不痒，刚刚发现，平时根本就没有感觉到它们的存在，但是保证绝对没有过外遇"小强信誓旦旦地回答。

医生让小强褪下了内裤，详细检查起来。结果发现小强的包皮有些长，翻开包皮见阴茎头表面有少许灰白的豆腐渣样物，而冠状沟处密集地长了一圈像小米粒大小的疹粒。医生轻描淡写地告诉小强："没什么大问题，不需要处理。"并进一步解释道："这种生长在冠状沟处的一圈不痛不痒的小米粒大小的皮疹，基本上可以诊断为阴茎珍珠疹样丘疹，属于生理现象而非疾病。"

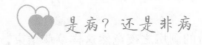

## 是病？还是非病

心情稍微缓和的小强仍然一头雾水，"难道我这不是病吗？是否需要手术切割？"

医生告诉小强：在男科门诊接诊患者时，常常有男性青壮年因阴茎头的冠状沟处生长出一排或几个针尖样或小米粒大小的丘疹而就诊。除了个别人担心长了肿瘤外，绝大多数患者往往害怕患了性病（尖锐湿疣），尤其是有过不良性接触的男性更是如此。实际上，局部的皮疹可能早就已经存在多时了，只是他们没有能够发现而已，并在偶然情况下觉察而引起恐慌。医生经过做病理切片早已经证实，小疙瘩的结构是结缔组织增生。由于阴茎珍珠疹样丘疹的上述基本特点，故不需要任何治疗。只有对于某些伴有包皮过长，经常积存包皮垢并感染者，才考虑进行包皮环切手术。对于你来说，只要搞好卫生，坚持局部清洗就可以了。

 ## 不明疙瘩的来历

"这些小疙瘩是如何产生的？为什么我会长？别的男人有吗？"

"珍珠疹样丘疹的病因尚未完全明确，推测主要与冠状沟隆起部位经常受到摩擦有关。生理性的阴茎珍珠疹是男性阴茎一种生理性的发育变异，多发生在青春期后，据报道在健康成年男性中的发生率为20%～30%，个别调查报道的发生率更高。所以，发生在你身体上，这没有什么值得大惊小怪的"。

 ## 如何与性病相互区别

尽管医生已经解释了小强的疙瘩属于常见现象而非性病，但小强仍然不放心，再三询问如何区别于性病，尤其是尖锐湿疣。

珍珠疹样丘疹的皮疹特点主要表现为围绕阴茎冠状沟成环状的淡黄色或淡红色小丘疹，表面光滑如鱼子状，多发生在成年男性，一般并不会引起注意，由于随年龄的增长而有逐渐增多、加重的情况发生，非常容易与不典型的尖锐湿疣相混淆。一旦本病被误诊为尖锐湿疣，不仅给患者造成巨大的精神负担和经济负担，还可能影响到婚姻和家庭的和谐与稳定，值得重视。但阴茎的珍珠疹不属于

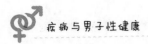

疾病、不会传染，排列整齐而均一，生长非常缓慢而长期存在；早期的尖锐湿疣虽然也可表现为小丘疹，一般可以有1个、几个甚至多个，但常是尖形，高度大于横径，分布大多缺乏规律性，大小不均匀，而且生长快速，1~2周内就可以快速崛起，呈鸡冠样、菜花样或麦穗样，表面粗糙不平，患者有不洁性接触史。当难以区分两者时，可以做醋酸白试验，前者为阴性（5%的醋酸液涂抹后不发白），还可以进行乳头瘤病毒（HPV）检测来诊断，必要时选择病理活检明确。对于一时难以确诊的早期病例，暂时可不做任何处理，进行定期复查，阴茎的珍珠疹样丘疹大多长期无明显变化，而尖锐湿疣损害在一定时间可迅速增大。

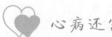 心病还需心药医

如释重负的小强终于松了口气。但是转念一想又犯了难。如何让妻子也能够相信自己是清白的呢？

看到小强迟迟地不愿意离开，善解人意的医生半开玩笑地说："怕回家没有办法说清楚吧！别担心，你可以购买相关的科普书籍，或在网上下载一些资料，让妻子了解你的小疙瘩与性病的不同，并且让她再次对你进行检查和比对，应该不难得出合理的结论。如果仍然不能让妻子信服，可以带她一同来诊室，让我来做她的工作。"

走出医院的小强，情绪前所未有地好了起来。

## 5. 一过性生活，阴茎就会肿

性生活对新婚不久的小陈来说不仅全无快感可言，甚至反倒如同是一种刑罚。因为他的阴茎只要一接触妻子的生殖器（阴道口），就会出现红肿、刺痒。虽不影响射精，但整个过程全用在跟自己较劲上了，很难谈得上有快感。小陈不

由得担心，如果自己天生就对性生活过敏，将来的日子可怎么过呀！

这种情况显然与阴茎的敏感性和过敏反应有关，尽管在临床上并不多见，但偶尔会有跟小陈有同样隐忧的男性。实际上，他们并不是对性生活过敏，而是对女性阴道分泌物，或者可能对自己的助性用品敏感，如性交润滑剂、安全套等。

女性阴道分泌物为女子阴道壁上细胞所分泌的液体，以及子宫颈腺体分泌的液体混合物，呈一定酸性。如果女性患有阴道炎，无论哪一种，都可能造成正常阴道分泌物的性质改变。对于某些比较敏感的男性来说，这时候性交，就容易发生过敏。主要表现为，男子在性交后不久，阴茎奇痒刺痛，有的可出现小的红疹子（斑丘疹），严重者可出现眼皮肿胀，甚至全身性皮肤瘙痒或出疹子。

出现这种问题，可以让女方做个阴道分泌物检查，先将炎症治好再过性生活。如果在这期间过性生活，女性则应做适当的外阴冲洗，保持生殖器洁净。

还有一种情况是男性对自己所使用的安全套材料过敏，如橡胶材质，其临床症状一般为阴茎头有红肿、刺痒或灼痛，严重的还会导致溃疡、糜烂或有分泌物渗出。这时可考虑暂不使用安全套，或者应该更换避孕套或改为女方口服药物避孕。

## 6. 看病可以不在医生的诊室：公共浴池让他重获男人自信

在走进男科诊室的众多患者中，有些人是本来不需要看病的，或者说他们根本就没有疾病，但是"男科疾病"却一直困扰着他们而不能自拔，往往让他们丧失了许多本应该得到提拔或晋升的好机会，甚至连过普通人的一般生活也成为一种奢望，不敢找对象、不敢结婚、不敢过性生活、不敢生育，让他们的人生变得

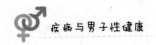

一团糟。大学生小陈的经历就非常具有代表性。

恐惧阴茎短小，让他人前矮一截

走进诊室的小陈是来自湖北省某知名大学的大四学生，是专程来首都北京求医的，甚至连毕业求职这么大的事都顾不上了，多年来的"疾病"把他折磨得明显缺少同龄青年人的那种朝气，但求医的愿望却十分强烈并不惜代价。仔细询问后才得知，原来是因为其阴茎短小，要求再造阴茎，重塑自我，重振男人雄风。"阴茎短小让我痛不欲生，十几年来为了掩盖这个事实让我付出了惨痛的代价，我最大的愿望只想做一个普通人"。听起来小陈的想法也很简单且不过分。

小陈流泪的陈述，让任何富有同情心的人都会觉得心痛。他来自于农村，从初中到高中一直是班级里的优秀学生，学习成绩始终名列前茅，并最终成功地考进了理想的大学。除了努力跳出农门的目的外，还有一个重要的原因，那就是偶然看到过别人的硕大阳具，都会让自己立即产生羡慕和嫉妒之情，偷偷上网浏览了一些网页后进一步强化了自己阴茎短小的理念，并自惭形秽，此后便再也不敢左顾右盼而只能专心于学业。

由于"心病"未除，进入大学的生涯更加充满了艰难困苦，总是独来独往，更没有知心朋友。大学四年期间里，小陈从来不敢到学校的浴池去洗澡，经常是在夜深人静的午夜，独自在水房里用毛巾擦一下身子来解决卫生问题，即使是在寒冷的冬季也是如此。最初，同学们也会约他一道去洗澡、游泳、旅游，但是频繁被拒绝后也就不再强求了，都理解成他是为了省钱。

宿舍同学彼此开开玩笑或者打打闹闹也是常有的事情，所以睡觉也成为一大难关。为了避免自己的隐私被别人窥见，每天都要学习到最晚，并要在校园内散步到深夜，一直等到同学都入睡后才敢悄悄上床，而早晨又要很早起床离开，怕被别人嘲弄而尴尬。逐渐地小陈与同学之间明显地缺少了交流，并被冠以校园几大怪的"独行侠"称号。

### 自信来自于公共浴池

感叹之余，不仅让人产生一种强烈地想要帮助他的愿望，无论如何不能让一个有志青年再这样煎熬下去了。然而，经过全面检查后却发现小陈的生殖器发育是完全正常的，疲软状态下的阴茎长度足有 8 厘米，看来是没有任何问题的。

意想不到的检查结果让我陷入了深思，该怎样把真实情况向他讲明，让他不要再为自己的"阴茎短小"而背负沉重的精神枷锁，必须认真对待。否则，经过北京协和医院的救治仍然对他的疾病"束手无策"，将让他更加万劫难复。

在将实情告诉他后，单纯的说教果然不能让其信服。"我承认，你的阴茎肯定不是最大的，但绝对不是最小的，为了证明我的说法，我有一个建议需要你配合，你可以到公共浴池去洗一次澡，大家都是脱得光光的，你轻易就可以感悟到别人阴茎的大小，然后再对自己阴茎的发育情况品评一下，并将结果告诉我"。

"可是我从来没有，也不敢到公共浴池去洗澡，我实在害怕别人像看怪物一样盯着我"。胆怯明显地写在小陈的脸上。

"公共浴池是大家清洁卫生的地方，彼此都不认识，尤其是你来自外地，更加不会有熟悉你的人，有什么可怕的呢！除非你遭遇了变态者，否则没有人仔细盯着你的那个部位乱瞧并评头品足。你也不要紧盯着别人的私处，不经意间你就可以得到你需要的答案"。

面对着犹豫不决的小陈，一大堆的鼓励话语似乎逐渐有些起效了，他已经不再像当初那么决绝地回避到浴池洗澡了。我在心里默默地祝愿他：大胆地迈开第一步，你就可以抵达成功的彼岸。

### 男人要认清自我并建立自信

再次见到小陈时已经是半年以后了，往日的愁苦阴霾已经一扫而光，换之以一脸的喜悦让人欣慰。这次来见我完全不是为了看病，只是想让我分享他的喜悦并表达感激之情。

半年前离开诊室后的小陈，选择去了北京郊区的一个很普通的中等规模的公共浴池。经过一番比较后惊奇地发现，自己"命根子"的排位还在中等偏上，这让他兴奋不已，尤其是看到那些肥胖男人外观很小的阴茎，更加让他信心大增。回到学校后，自己主动邀请室友一起去洗澡，也没有发生他想象多次的尴尬情景。还因为自己的学业优秀而获得了一份理想的工作。当同学们问起他的变化时，他自豪地说："人逢喜事精神爽嘛"。的确，他遇到的喜事太多了，找回了男人的自信，找到了理想的工作，并即将开启人生最精彩的篇章，而这一切都源自于一个认识理念的转变。

由此看来，男人那些事对男人的意义有多么大！帮助男人解除他们的困惑对男人意味着什么！而男人的一些困惑可能完全源自于理念的差异。治疗男科疾病不一定非要在医生的诊室和医院，这句话是很有道理的。实际上，男人的许多顾虑和不自信源于对自身状况的不清楚，或者过于追求完美。帮助男人了解自身的发育情况并建立自信心，同样是男科医生和全社会的责任。

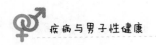

# 7. 男性私密处瘙痒最忌乱抓

某城市日报曾报道，一位40多岁的中年男性上厕所时，觉得自己阴囊发痒，就用手去抓，结果将该处血管抓破，血流不止，不得已只能用手捏住阴囊，并迅速赶往医院求助。临床上，像这位先生这样将阴囊皮肤抓得鲜血直流的现象虽然不常见，但抓得轻微流水、结痂的状况却相当普遍，而且很多男性并不以此为意。

以前在门诊中曾有这样一个患者。他是一名司机，由于连续开车，出现阴囊潮湿、瘙痒不适的症状。但他自认为小事一桩，自己在家尝试用温水烫洗，用手抓挠止痒，结果，皮肤被抓破了，血水和黄水淋漓。结痂后，稍微出汗，阴囊皮肤就如被麦芒扎般刺痒，令他坐立不安。妻子怀疑他沾染了性病，两人吵着来到医院做检查。

其实，阴囊瘙痒在男青年中相当常见，因为阴部皮肤受到汗液浸渍、内裤摩擦等影响，或者因体内缺乏维生素 $B_2$、由真菌引起的阴囊炎，以及阴囊部位出现神经性皮炎、湿疹等，都可能导致这种状况。

男性朋友千万不要因为阴囊的位置特殊而羞于开口。尤其不应自行用碘酒、治癣药水、大蒜等杀菌，最忌讳挠抓、摩擦、烫洗，肥皂、盐水、碱水均不宜使用。

上述多种病因，患者往往不能自己来加以有效的区分，且治疗方法各异，所以必须请专科医生诊断。

## 8. 阴茎弯曲，"性"福是否失准头

尽管每个人的阴茎都难以保持"笔直"，但是如果阴茎弯曲得太严重了，甚至明显到遭遇不"性"的程度，即使不影响日常生活，也会让人觉得很尴尬（图5）。阴茎弯曲是否能够影响性生活？如何诊治？后续性生活注意事项？等等，始终是这类人关注的焦点问题。

王经理近来特别烦恼，一则是退休日期已经进入倒计时状态，再则床上表现也不太灵光了，阴茎勃起明显地向左侧弯曲，插入有些困难，还带有疼痛不适感，并感觉到有加重的趋势，看来是熬不过去了。妻子半开玩笑地挤兑道："强硬了一辈子，你终于也有不行的时候吧，别是更年期到了吧？"万般无奈下，王经理不得不找到医生寻求帮助。经过仔细检查后，医生告诉他："你的左侧阴茎海绵体上长了一个比较大的条索状硬疙瘩，应该是阴茎硬结症，当然还需要进一步检查来确定诊断和排除其他疾病。"一丝不祥的感觉迅速占据了王经理的思维："我难道得了人人恐惧的癌症了吗？是什么原因呢？"

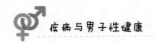

 ## 阴茎里面长疙瘩并不可怕

阴茎硬结症是指阴茎上长了硬结，医学研究发现是在阴茎海绵体白膜与阴茎筋膜之间发生的纤维化所形成的硬结，多见于中老年男子，多位于阴茎的背侧，可能与阴茎损伤、炎症、糖尿病、衰老、维生素E缺乏等因素有关，但是许多患者的病因不清楚。表现为阴茎背侧有大小不一的单个或多个斑块样或条索样结节，质地硬如软骨，轻触微痛，在勃起时可出现疼痛和弯曲，但在疲软状态下可以没有明显不适。这是一种良性病变，不会恶变成肿瘤，不必担心。

医生的介绍让王经理松了口气，但转念一想，又产生了新的焦虑："随着病情的加剧，迟早会有一天这个疙瘩把下面堵了，那时排尿不就成问题了吗？""这类硬结不会累及邻近的尿道，所以也不会引起排尿困难。"医生的进一步解释让他彻底地放了心。

 ## 硬结弄歪了阴茎

经过阴茎海绵体超声分析及其他相关检测，证明了医生的判断是准确的。但是，阴茎上的疙瘩是如何影响勃起，并在阴茎勃起时发生弯曲和疼痛，仍然让王经理不思不得其解。

原来，当硬结体积过大时，由于硬结对海绵体有外在的压迫作用，可以阻碍血流进入海绵体的动态过程，因此可影响勃起质量，甚至让阴茎难以勃起；硬结可以影响到白膜与阴茎筋膜这些膜性组织在阴茎勃起过程中的正常伸展延长与舒张，并在硬结处阻碍与牵拉勃起的阴茎，造成勃起的阴茎向患侧弯曲状态，直接影响阴茎插入阴道，一侧阴茎海绵体的发育不均衡或者海绵体外面厚韧的白膜分布不均也有异曲同工的作用；硬结还可使阴茎因勃起而产生牵拉疼痛，从而影响性交。

## 消除阴茎硬结症，首选药物

部分阴茎硬结症患者可以随着时间的推移而硬结自愈，但是多数患者需要采用积极的治疗措施，治疗方法较多，如口服药物、阴茎硬结局部注射激素、局部放射线照射、手术等。尽管疗效存在明显差异，但医生往往愿意首先采用药物治疗，这也符合简单、方便、经济的原则。因此，医生首先为王经理选择了包括他莫昔芬、己酮可可碱、维生素 E 等药物进行治疗。

性急的王经理想来个干脆的，也免得自己总"惦记"它，因此询问："能否开刀治疗，把疙瘩切掉，疾病不就没有了吗？""只有对于那些硬结较大、久治不愈且严重影响生活质量，影响性交的患者，才可以采取手术治疗，将硬结切除，手术后 1～2 个月后可以逐渐恢复性性生活。但绝大多数阴茎硬结症患者是不需要手术的，因为治疗目的是为能够恢复性生活而矫治阴茎的弯曲程度，而且需要在局部硬结病情稳定 1 年以后才可以进行。否则，刚刚矫治好的弯曲，可能过不久还要面对再次弯曲的尴尬。"

看来，治疗这个病还难以速战速决，也许要经过漫长的等待时间。还能否进行性生活，成了王经理迫切关心的事情。

## 性生活不能"勉为其难"

在谈到还能否进行性生活的问题时，医生告诉王经理："阴茎硬结体积不大且症状轻微者，一般不会影响阴茎勃起，对性生活的妨碍不大，故不会引起注意，患者可以按照以往的习惯进行房事，不必对性交次数和方式严加限制。但对于那些硬结较大、久治不愈且严重影响生活质量，影响性交并伴有明显阴茎疼痛的患者，则不宜勉强进行房事。你的情况属于中等程度，在疾病的活动期及口服药物治疗期间，仍然可以进行性生活，但是应该适当减少性交频度，性生活过程中尽

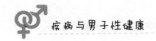

量不要采用过于激烈的方式和体位。在日常生活中要尽量回避辛辣刺激性食物，以减少对阴茎海绵体的刺激。"

 ## 性观念误区不可忽视

值得注意的是，许多年轻人也往往认为自己的阴茎不笔直，需要医生帮助他们矫治，而经过系统严格的检查后却难以发现任何异常或病变的存在，其中潜在、深刻的文化背景和性心理误区值得人们深思。一位 25 岁的小伙子来信咨询："我还没结婚，可是我的生殖器却和别人有点不一样，主要是阴茎和别人不一样。我看过别人的阴茎，硬起来是直挺的，可是我的却是弯的，而且是前面大后面小。不知道这会不会影响我以后的生活？盼您能给我解答！"

实际上，每个男人的阴茎形状都不尽相同，多数充分勃起的阴茎可能存在程度各异的一点点弯曲，只要不引起不适或基本上不妨碍婚后"办事"，就没必要"大动干戈"地为难它，也不需要看医生。只有当阴茎的弯曲程度比较严重，一般要达到弯曲 45 度角以上，属于发育畸形，可能会影响婚后性生活，这时候就不能再"等闲视之"了，往往首先采用药物治疗来，在药物治疗无效时，可考虑手术"修理"。有个别人因为弯曲的阴茎在勃起过程中不断产生疼痛而接受治疗。

阴茎的前面（背侧）是两根并列且较粗大的阴茎海绵体，而后面（腹侧）是一根细小的尿道海绵体，如果阴茎腹侧有点小毛病（可以对健康没有任何影响），阴茎充分勃起后背侧海绵体的伸展超过腹侧，从而造成一定程度的前面大后面小也不足为怪。

有部分男人，尽管阴茎并没有给他们带来什么痛苦和不适，但他们对于自己的阴茎稍微有那么一点不完美十分在意，这种顽固的自我形象的不认可、不接受，并进而影响到正常的功能状态，给当事人带来了无尽的烦恼，主要是严重的心理因素在作怪，应该接受专业医生的咨询和指导，一定要学会"听人劝"。

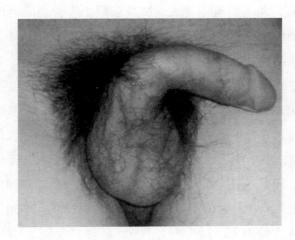

图 5　弯向一侧的阴茎

# 9. 如何看待"缩阳症"

一些人因年龄增长或身体发胖及外界因素的影响，视觉上判断自己的阴茎在逐渐变小，往身体内回缩，并可能有一个自认为十分明确的发作"诱因"，称此为"缩阳症"（Koro），也称为恐缩症，是以恐惧生殖器回缩进体内而致死为特征的一种严重的焦虑发作。其主要症状为，患者感觉阴茎麻木、疼痛，继而感觉阴茎已变小或内缩，患者通常极为恐惧、紧抓住阴茎不放，或大声呼救，每次发作持续几分钟到几十分钟，然后逐渐缓解，但容易再次发作。

这些男人们可能都有时候会感到自己的阴茎往体内收缩，不知道是什么原因为此害怕得要死，迫切希望得到专家的解答，有的男人甚至将"缩阳"现象描绘得十分恐怖。

有一位男人在就诊过程中向医生讲道：有一次与妻子办完事后，突然感到"小便"又胀又痛，联想到可能是人们常说的"走阳"，弄不好还会死人的。过一会儿，觉得自己的阴茎往里缩，这下子我可吓坏了，连忙紧紧地握住自己的阴茎往外拽。总算还好，阴茎没有缩进去。次日按照小广告上的地址，找到了一个"医生"，他告诉我已经得了缩阳症，不能再进行夫妻生活了，不然就得丧命。接下来的两年里，我都和妻子分居，但是我又控制不住那种冲动。奇怪的是，只要一有那个念头，立刻就觉得阴茎直往里边缩。我太痛苦了，连想死的心都有。

另外一个典型的案例是一个中年男人，由于性生活中偶尔表现不佳，遭遇到妻子的冷言冷语，并告诉他的阴茎怎么越来越小了。这个男人因此而猛然想起传说中的一种类似疾病，男人患病后阴茎会慢慢地回缩到肚子里面，男人的阳气和元精逐渐耗尽，再也不能过性生活，甚至连性命也难保。恐惧的心态促使他脱下了自己的裤子进行自检。时值寒冬季节，暴露在外部的阴茎遭遇寒冷后逐渐缩小，使得这个男人大惊失色，抓住阴茎不放，高呼"救命"，并用绳子将阴茎的根部捆扎过久而引起了阴茎的缺血性损伤。患者表现为严重的焦虑并出现濒死感，并写下了遗言，交代了后事。

"缩阳症"见于全球各地，在我国多发生在南方，可以蔓延并"传染"，还可以有较大规模的流行，在此期间往往是一传十、十传百，几乎男女老幼都知道"缩阳症"就要发生的消息，弄得人心惶惶。每当风闻"缩阳症"即将流行时，当地居民都要采取各种驱邪活动，家家户户在门前挂上带刺的植物，不准进村出村，燃放鞭炮，敲锣打鼓，还鸣放药枪，一时间就好像大难即将临头一样。这种高度紧张，焦虑不安的心理状态，在"缩阳症"流行中起着加速其流行的作用。有不少人家是一家人接连发病，或者是邻居之间相继发病。自我暗示在"缩阳症"的流行过程中起着推波助澜的作用，当男人相信"缩阳症"已经发生的时候，就会把一些很正常的生理反应，如小便后打颤、洗澡受凉等认为是发病的开端。在这种心理暗示的作用下，"缩阳症"真的就有可能发生了。"缩阳症"的流行也与封建迷信观念有着割不断的联系，发病地区的很多人相信"缩阳症"是神鬼作祟，狐狸精收集男人阴茎等荒诞的传说。此外，个人的精神心理因素也在"缩阳症"发病中起到推波助澜的作用，例如人际关系紧张、事业受挫、家庭关系紧张、夫妻感情不睦、患有某些难以治疗或不明原因的疾病等各种不良事件。个体因素在"缩阳症"发病中的作用也不可低估，因为并不是所有的男人都发病，"缩阳症"更加偏爱比较敏感、容易焦虑、相当神经质、特别容易受到暗示的男人。

　　所谓"缩阳症"的出现，一方面反映了男性对自身尤其是重要部位变化的敏感和关注，另外也暴露出性知识的缺乏。这种情况主要来自经济和文化落后、地处偏远的人群中，患此症者多为农民，文化教育程度极低，封建迷信观念强烈。可见，缺乏科学知识容易接受错误观念，是此症发作的一个主要因素。

　　实际上，阴茎会因阴毛浓密、腹部脂肪堆积看起来变小；寒冷、紧张、精神疲倦时也可导致阴茎缩小；测量方法不当也会取得错误的长度值。从解剖结构来说，阴茎是根本不会全缩进腹内的，而因此引起的死亡也纯属无稽之谈。因此，"缩阳症"是人们主观意识和错误心理造成的，它既无科学根据，也不会影响性功能，完全是庸人自扰，但是却在一小部分人中引起了不小的恐慌。

　　现代医学认为"缩阳症"是一种与社会文化背景有密切关系的精神障碍综合征，是一种独特的心理异常反应。心病还需心药医，对于"缩阳症"患者实施心理治疗就能立见奇效，破除迷信、消除顾虑、树立信心是治疗缩阳症的灵丹妙药，并可适当应用暗示疗法，一般的抗焦虑和镇静药物可能有一定的效果。

## 10. 阴茎"折断"亦非罕见

　　阴茎在充分勃起后，若受到猛烈的撞击是会折断的，就像骨头折断一样，医学上称之为"阴茎闭合性撕裂症"，也有人将阴茎折断形象地称之为"阴茎骨折"。在门诊接诊患者的某些个案当中，阴茎折断的情况也时有发生，是阴茎的海绵体外面的白膜不堪重负而发生破裂的一种特殊情况，属于男科学的急症之一，需要紧急给予处理。实际上，阴茎的白膜是包绕与封闭阴茎海绵体的一层厚韧的膜状组织，在阴茎疲软状态下较厚实，因而不易断裂；但是在阴茎充分勃起后，白膜的厚度明显减少了，而且丧失了弹性、减少了韧性，使得阴茎海绵体白

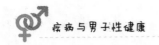

膜等组织超限负荷，特别容易为强烈的折压力所突然折断。

阴茎折断多发生于性情粗暴急躁的青壮年，常见于粗暴的性交行为，阴茎勃起时撞击硬物，也可由于男人自己的行为，例如粗暴的自慰行为所引起。这种自慰主要是由于粗暴的折压或扭转已经充分勃起的阴茎所引起，在颠簸的车内进行性交者出现阴茎折断的情况也有报道；也可以是来自于女人对男人阴茎的粗暴"虐待"所致，例如女方的过度扭转身体等。

阴茎折断的情形是很容易让男人产生强烈的恐惧感觉的，并因此而顾虑重重。当阴茎折断时，可能会有一阵疼痛，并出现一个低沉的破裂声音，坚挺的阴茎迅速痿软，血液会流往周围的组织，令破裂一侧的阴茎明显肿胀，血肿的压迫可以使阴茎头段偏向或弯向健侧，阴茎皮肤下面迅速出现青紫色的广泛性淤血斑，而疼痛越发变得明显。当皮下血肿达到一定程度时，由于血肿可以起到压迫止血的作用，出血可自行停止，数日后若无再度出血，血肿可自行吸收。

折断后的阴茎，局部可以有明显的裂口，但损伤常仅累及阴茎海绵体，一般是不会同时损伤尿道海绵体和尿道的。所以，尽管患者的局部肿胀和疼痛十分明显，但一般是不会影响到排尿的，也不会出现血尿和尿道口流血的现象。

一旦发生了阴茎折断的尴尬情况，不要惊慌，自己在家里能够做的是立即用凉水浸泡的毛巾进行局部的冷敷，以减少局部的充血和内出血的进程，同时将阴茎取高位，以利于血液的回流，然后立即就近到专科医院接受医生的诊治。阴茎折断属于男科的急症，最好能尽快救治。

医生对于阴茎折断的处理方法包括保守疗法（不开刀）和手术治疗两种。

不开刀的治疗方法是，医生首先进行尿道插管以引流尿液，在确保排尿通畅的前提下，然后对患者的阴茎用强力绷带加压包扎，小夹板矫正阴茎的形态异常，用冰袋"冰镇"阴茎。同时给予口服药物，包括抑制阴茎勃起（阴茎勃起可以加重出血）的雌激素类药物（己烯雌酚）、止血镇痛和清热解毒药物、活血散瘀药物、预防感染的抗生素等。一待病情稳定，内出血停止，可以对阴茎进行热敷，以促进阴茎内的血肿吸收。

对于患者来说，开刀的治疗方法可能要"恐惧"一些，但这也是效果比较明确、快速、治疗后麻烦（并发症）较少的方法，手术方法不复杂，手术时间也比较短暂。对于阴茎折断的早期手术治疗，可以及时地控制内出血、清除血肿，并同时修补白膜上的裂口。

有过阴茎折断的男人，治疗后仍然可以过性生活，但是要在疾病康复后的半年以上才可以进行，否则的话，局部断裂处可能由于愈合后的韧度和强度不够而发生再次折断。同时，在以后的性交时应该多加注意，尽量避免粗暴的性交行为和对阴茎的"残酷虐待"，在不适当的环境（时间、地点、场合）下阴茎出现勃起，可适当转移注意力来使阴茎的勃起程度减弱或消失，以免再次遭遇尴尬。

## 11. 丈夫阴茎头上有银屑病，性生活会传染吗

"丈夫5年前在医院被确诊为银屑病，时好时坏，主要是在阴茎的皮肤和阴茎头部，请问在无任何安全防范措施的情况下，性生活对女方是否有影响？女方在性生活上应注意些什么？"

牛皮癣的专业称谓是银屑病。银屑病的特点是皮肤表面有银白色鳞屑的丘疹或斑丘疹，发病原因还不完全清楚，主要认为是免疫反应性疾病，与免疫异常有关，包括寻常型、脓疱型、关节病型和红皮病型4个临床类型。由于没有明确的感染性因素存在，因此一般是没有必要担心传染的，也不会对配偶造成明显威胁。

但由于局部的皮肤存在病变，容易让人联想到病原体感染的可能，在无任何安全防范措施情况下的性生活让双方都有一定的顾虑，只要在性生活前后注意局部的清洁卫生就可以了，佩戴安全套性交就更加具有了保险作用。

对于银屑病的病情变"坏"时，尤其是对于脓疱型和红皮病型患者，脓液和脱落的鳞屑内可能含有致病性的病原体，不仅对配偶的健康构成一定的威胁，还可以造成对男子性器官的伤害，并有较多从配偶体内获得机会性病原体感染的机

会。因此，出于对双方健康的考虑，需要采取严格的安全防范措施，最好暂时避免性交。

# 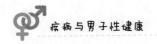 12. 尿液为何从阴茎中间流出来

尿道的开口没有在其应该在的位置（阴茎头中间）而是在阴茎的下面，甚至开口在阴囊等部位，在医学上称之为尿道下裂。尿道下裂给患者和其家属带来太多的不便和尴尬，甚至在其成年后可能影响到结婚和生育。面对这种复杂的局面，许多家长束手无策，不知道该如何对待。一位3岁孩子的母亲询问："我的儿子每次小便时，尿液不是从小鸡鸡的尿道口出来，而是从阴茎中间下面的一个小孔流出来，位置几乎靠近了阴囊。当时我咨询了医生说可以通过手术医治。我想问：这样的病例在新生儿中多见吗？什么时候是手术的最佳时机？这对今后的生育有什么影响？"

由咨询者的问题来判断，该小儿可能患了尿道下裂，属常染色体显性遗传，是男性外生殖器常见的先天畸形，每125～250名新生男婴中有1例。由于尿道的开口异位在阴茎的中部，并可伴有阴茎下弯和系带缺如，造成了排尿时尿液不是从尿道口出来，而是从阴茎下面的中间部位的开口出来。

对比较严重的尿道下裂者，如不能站立排尿，或伴有痛性勃起及成年后不能生育者，必须手术治疗。本文咨询者孩子的排尿口已经移到了阴茎与阴囊的交界处，应该到医院完善检查，如染色体组型、性激素等，并接受尿道成形及阴茎下弯矫正术治疗，使阴茎伸直、尿道口移至正常位置。通盘考虑后，手术时机宜选择在2～3岁以后为佳，并在学龄前完成，该患儿刚好在最佳的治疗年龄段，建议尽早手术，这主要是由于：①这个年龄段的孩子能够与父母沟通，便于护理。②治疗尿道下裂的手术需要使用自体组织修补尿道，孩子过小则难以获得足够的材料；孩子过大，又将不利于组织恢复。有人主张手术治疗可以提前，在1岁后

就可以进行手术，以减少对小儿的影响和家长的焦虑。

成功地施行手术矫治后，尿道下裂患者在成年后的生育能力主要决定于睾丸的功能状态；手术矫治失败或未手术治疗的尿道下裂者，常因阴茎不能勃起、不能将精液射入配偶的阴道内而影响成年后的生育能力。

# 13. "蛋痛" 是什么病

睾丸疼痛，俗称"蛋痛"，在男人一生中偶尔会出现，甚至可能会很强烈，让男人不知所措，甚至严重恐慌。设想一下，经年累月的蛋痛会让男人怎么样呢？

一位 73 岁的老年男人来信咨询。"我今年 73 岁，18 岁时就开始感觉左睾丸像被人揣了那样疼痛，但从未红肿过，就是隐隐作痛。2008 年到县医院做彩超检查，医生说是附睾炎和前列腺炎，前列腺液细菌为一个加号。短暂治疗无效后停止。后改为中医治疗，诊断为肾阳虚，治疗后感觉舒服一些。但还是隐隐作痛。请问这到底是什么病？附睾结核还是附睾炎？"

从咨询的病情看，这位老先生已经受到"左睾丸隐隐作痛"的影响超过了半个世纪，虽然经过一些治疗，但始终也没有能够彻底摆脱，需要认真对待，尤其是要做好疾病的诊断和鉴别诊断。由于一种症状可以由多种疾病或异常造成，这种始于青春发育后期（18 岁）的左侧睾丸疼痛可能有多种原因，如青春期性腺快速增长带来的不适、睾丸炎、附睾炎、精索静脉曲张、前列腺炎、慢性盆底肌肉功能异常等，甚至不良的生活方式也可以让睾丸产生疼痛不适，如寒冷刺激、坐姿不正、久坐、长时间骑车、情绪不佳等。专业医生可以通过查体、化验及 B 超等辅助检查加以确认，随后的针对性处理可以让疾病康复。

既然问题已经存在 55 年了，虽然带来了一点痛苦与不便，却也有惊无险地走了过来，似乎也没有对生活产生太大的影响，那么在进行必要的检查之后，有针对性的处理，多可进一步改善；即使是仍然难以确定真正的"元凶"，在生活

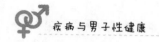 

中养成良好的生活方式，并适当采用一些物理疗法，如左侧下腹部的热敷、坐浴等，也可使症状显著改善，提高生活质量，并充分享受晚年生活。

# 14. 洞房花烛夜，男人也"落红"

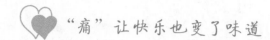 "痛"让快乐也变了味道

本应该是处在潮气蓬勃"性"趣正旺的年龄，小刚却一点也提不起"性"致。每当妻子主动要求过性生活时，他都十分勉强，甚至看上去很痛苦的样子。性交过程中也表现不佳，而且越来越差劲，房事间隔也越来越长，最后干脆找借口回避房事。这让结婚刚刚满一年的妻子心理明显地不安起来。难道说他的性功能出了问题？还是他不爱自己了呢？不会是外面有人了吧？

小夫妻间在经过近半年时间的"沉默"之后，妻子终于忍耐不住了，主动对丈夫说："小刚，我爱你，但是不能容忍你不爱我和忽视我，看来结婚前你对我的那种感情已经不存在了，再过下去也没有意思了，我们还是分手吧。"

原本以为一次真心道歉是避免不了的，但是在听到妻子这样的说辞后，小刚被震惊了，慌乱地回应道："事情不像你想象的那样子，我还是非常爱你的，与婚前没有不同，甚至更加强烈，只是带有许多歉意，让我不知道该怎样对你讲。""歉意？你一定是做了对不起我的事情，或者你以前的'青梅竹马'找上了你？你要给我一个明确的交代"，痛心不已的妻子难过地追问。

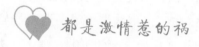 都是激情惹的祸

万般无奈下，小刚不得不向妻子讲述了整个事件的原委。原来在新婚的洞房

花烛之夜，由于是初次品尝性爱的甘甜，让他激动兴奋不已，连续多次剧烈"作战"后仍然激情未了，直到觉得已经体力不支才罢手。看到床单上的"红色"战绩，让小刚觉得自己突然间长大了，特别有成就感，同时对妻子更增添了许多爱意。在打扫"战场"清洗生殖器时，小刚才发现自己的阴茎皮肤下面有撕裂的口子，隐隐地疼痛，并在向外渗血，而在性交过程中的激情之下竟浑然不觉。当时没有太在意，简单处理一下就好了，也没有告诉妻子，毕竟男人"落红"好说不好听。没有想到的是，在以后的日子里，每当性生活时，局部仍然容易出现同样的情况，而且越来越严重，甚至一想到性生活都恐惧。不得已，小刚只好依靠推脱的办法，依靠工作忙、应酬多等理由来分散妻子对性生活的注意力，好让性生活的间隔增大一些，也好让局部的伤口痊愈，但是阴茎皮肤在每次性生活中仍然总是出现疼痛、皮肤裂口和出血。

听了丈夫的话，妻子恍惚回想起当初洞房之夜，自己还奇怪为什么第一次出血那么多，看来其中一定还掺杂了丈夫的。而在以后的性生活后似乎也曾经发现过分泌物内的颜色不太对劲儿，但都没有太留意，以为是自己月经没干净或月经不规律。看来是错怪丈夫了，原来每次过性生活他都这么痛苦，而自己还责怪人家。因此决定陪同丈夫去看医生。

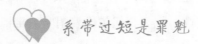

## 系带过短是罪魁

在经过详细地检查之后，医生告诉小夫妻，造成丈夫惧怕性生活的原因是包皮系带（阴茎头下面和包皮相联系的条索状物）过短，在性交时容易过度牵拉而造成系带的损伤、疼痛和出血，而每次的损伤都将以纤维化的形式愈合，也就是通常所说的瘢痕，这进一步造成了系带过短的不利情形，也就让下一次的性交变得更加困难，阴茎受到过短系带的牵拉和疼痛的影响而难以充分勃起，如果勉强为之则可造成新的损伤和修复，并形成恶性循环。

"那么，是什么原因让系带过短呢？"小刚问。

"系带过短可能是先天性的发育问题，也可能是因外伤或手术损伤系带所致。

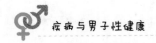

你的情况显然是与初次性生活过于剧烈造成的系带损伤有关，局部没有得到及时有效的修复，并且反复发生损伤，这些均造成了如今系带过短的不利局面"。

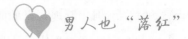

## 男人也"落红"

想起以往的经历，妻子问医生："男人也会'落红'吗？这与他的系带过短有关系吗？"

处女膜是进入女性私处（阴道）的门户，在受到外力的碰撞后容易出血，也就成了传统婚姻中的洞房"落红"。与女性处女膜相对应的是男人的包皮，个别男性在洞房之夜也会"落红"！而男人"落红"的主要原因就来自于包皮。

男人的第一次性交出现阴茎流血的情况尽管少见，但也时有发生，主要是由于包皮口狭窄或系带过短所致，而诱发因素是过于剧烈的性交。在剧烈外力的作用下，狭窄的包皮口或过短的系带可以撕裂而诱发出血和局部疼痛。如果合并有包皮阴茎头炎症和粘连的男人也容易遭遇同样的尴尬。此外，由于新婚夫妻之间的配合默契程度多数不佳，加之女性也可能是初次性交，对性生活的紧张、恐惧和缺乏性经验，可以让男女双方起润滑作用的分泌液明显减少，还可以引起女性阴道痉挛。设想一下完全勃起的阴茎在干涩的阴道内摩擦的感觉肯定不会好受。因此，激情作用下的尽"性"行为，偶尔诱发阴茎系带损伤和出血也在所难免。

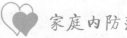

## 家庭内防范措施是关键

初次品尝人生的"美事"而遭遇阴茎出血，对于新郎来说可谓是惊心动魄。为了尽量避免这种败"性"局面的出现，提倡婚前检查，早期发现男人包皮上的问题，给以科学处理是有益的。对于新婚者来说，毕竟小夫妻来日方长，新婚之夜应尽量控制激情，让双方都放松紧张情绪，尤其是女性，可以减少阴道的痉挛。增加性交前的"前戏"，可以增加助"性"的润滑液分泌，必要时还可以依靠润滑液来给初次性交帮忙。

## 别让"系带"牵制了你的"性"福

情绪低落的小夫妻不安地同时询问:"看来我们是来晚了,还有补救措施吗?"

"别担心,可以通过阴茎系带成形术或延长术来解除其对阴茎的牵制作用,通过局部横行切开系带,然后进行纵行缝合,可以让系带延长。等到系带完全恢复后,它就不会再牵制男人阴茎的勃起了,你们的性生活就只会是充满甜蜜而不会再有痛苦"。

直到这会儿,紧张的情绪才彻底松弛下来,小夫妻长长地松了一口气。

## 15. 性爱中,命根子突发"流血事件"

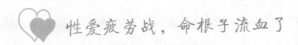

## 性爱疲劳战,命根子流血了

小陈外出 1 个月后风尘仆仆地赶回了家里,与日夜想念的爱妻团聚。当天晚上匆忙吃过晚饭,便急不可耐地与妻子同床共枕,享受夫妻间云雨之欢。尽管已经连续做了 3 次,妻子也有了疲累之意,但小陈却还意犹未尽,并坚持要求再来 1 次。这次射精后,抽出阴茎,小陈吃惊地发现,由妻子下体流出的液体竟然是红色的血液,自己的阴茎上也沾满了鲜血。小陈不安、心疼又略带责备地问妻子:

"你来月经了?为什么不告诉我,再怎样难忍受我也不会在这个时候'强要'的。"

妻子困惑地说:"不可能啊!我的月经已经干净 1 周了。"

小陈听罢将信将疑,但是低下头来仔细观察自己的阴茎时,顿时吓得目瞪口

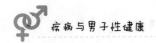

呆，只见性交后的阴茎尿道口竟仍然有少量的鲜红色液体涓涓流出，巨大的恐惧感让他全身冒冷汗，整个人几乎瘫软在床上。这一夜，尽管小陈十分疲惫，却辗转反侧始终没能睡得踏实。

 ## 命根子流血，首先要明确病因

次日一大早，夫妻二人急匆匆地来到医院男科就诊，惶恐、不安，语无伦次地将昨晚发生的"流血事件"告诉医生。

医生反复问明情况后告诉他们：射出来的精液是红色的，这在医学上称之为"血精症"，是由于性活动中局部（主要发生在精囊）的急剧充血渗出或微细血管破裂所引起的。人们对于血精的恐惧，主要是受到传统的认识所影响，认为流血是一件十分恐怖的事情，尤其是与男性息息相关的"命根子"里发生的"流血事件"，就更加了不得。实际上，血精者精液内的那么一点血液根本不会对身体造成任何伤害，但是造成出血的病因却是应该明确的，也是医生治疗血精的基础和依据。

"那么，到底有哪些疾病可以造成血精呢？要紧吗？"焦虑的妻子迫不及待地开始发问了。

医生接着讲道：造成血精的原因是多方面的，主要包括泌尿生殖系统的炎症、外伤、肿瘤、结石、前列腺增生等，多数患者的血精原因可能一时还难以彻底明确，但是医生可以凭借患者的年龄和临床经验来初步判断血精的病因。例如，青少年和新婚男性的血精大多数是前列腺在尿道的出口处（精阜）的毛病，是由于精阜充血所致，属于轻度的炎症反应，可能与过度频繁的手淫或性交频度过多有关，这可以引起局部的小血管的充血，甚至扩张破裂；中老年男性的血精则多与前列腺精囊的炎症、结石、囊肿和肿瘤等疾病有关，而肿瘤在其中所占的比例是非常低的。导致病理性血精最常见的病因是精囊炎，多发生于中老年男性，近年来在青年中也呈上升趋势。事实上，只要排除了威胁生命的恶性肿瘤，其他原因造成的血精不必过分忧虑。而对于一个 26 岁的青年人，恶性肿瘤光顾的概率很低，所以你们大可不必太担心。

## 精囊炎，不影响生育和性功能

　　于是，医生给小陈开了检查单，都是寻找病因不可避免要做的检查。血液和尿液化验均没有发现问题。B超检查发现双侧精囊增大。肛诊检查时，医生在前列腺的两侧上外方触摸到增大的囊状物（精囊），让小陈感觉到酸痛不适。医生告诉小陈："可以确诊了，你的问题就出在精囊，是精囊发炎。"

　　心情逐渐平稳下来的小陈这时问道："是否会影响以后的性生活和生育问题？我们刚刚结婚1年，还没有孩子。"

　　医生告诉他："由于血精多来自于精囊和前列腺出口处，不会影响到睾丸的生精能力，只可能短期内让精浆的成分发生改变，对精子的功能稍有不良影响，不过你们不会急在这个阶段要孩子吧？经过有效治疗（甚至部分人没有经过任何治疗），血精多数会很快改善、消失，到那时就不会对生育有任何影响了，对性功能更没有大碍。"

　　夫妻俩认为，尽管已经了解到血精并不可怕，但仍然迫切需要医生帮助他们立即"制止"这种"流血事件"的再度发生，或至少要减轻血精。医生为他们开了消炎、止血和解除焦虑紧张情绪的药物，详细讲解了用法和注意事项，并告诉他们近日内要避免性交，几天后可以逐渐恢复性生活，但是要循序渐进，不要操之过急。同时在以后的性生活中要避免频繁性交，不要在身体过度疲劳后或酗酒后性交，以免再次遭遇尴尬。带着医生为他们开出的药物，夫妻俩心情愉快地离开了医院。

## 16. 那次突发事件后让他一蹶不振

　　你怀念"非典"时期吗？"非典"时期给我们的生活带来了太多的改变和震撼，并对以后的生活产生许多影响。已到不惑之年的朱先生夫妻在"非典"后

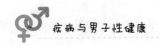 

期被隔离在家，平时为了生计奔波难得有时间休息，现在突然间有了机会夫妻整日独处，还真的不太习惯，整日无所事事，双方的烦躁和焦虑情绪自然难免。长时间的亲密接触让朱先生产生了做爱的欲念和强烈要求。为了转移和缓解丈夫的不良情绪，妻子也尽力配合，满足丈夫的性要求，似乎这也是当前唯一可以由自己掌控的事情了。头两天还彼此"性"致高昂，每天2～3次性生活还可以游刃有余，渐渐地朱先生的"性"致淡了，还出现性生活过程中不勃起和突然疲软的扫"性"事件。此后的隔离期内夫妻房事几乎很少发生，也多不成功，在解除隔离后仍然难以恢复往日的性生活，朱先生似乎患上了时髦的ED（勃起功能障碍）了，长达一年多的时间里仍然难以进行性生活。

实际上，任何男人面对生活中的各种突发事件，如下岗、患重大疾病、车祸、丧偶或离异、亲人亡故等，都会要做出某种反应，常表现为情感低落、忧心忡忡、无精打采，感觉有"压抑感"，甚至诱发抑郁症等一过性精神障碍。这种反应也必然体现在性活动方面，让男性在突如其来的大事情面前有意想不到的性反应，一些人可能对生活（包括性生活）万念俱灰，另外一些人甚至可以短期内出现反应性的性欲亢进现象，就如同朱先生的反应一样。如果不能很好地处理，这两种情况均可能诱发ED。

一旦男性生活中出现这种突发事件，往往当局者迷，男人常难以认识到问题的所在和严重性，也不太容易自己走出困境，妻子应该主动地帮助丈夫摆脱危机。善解人意的妻子应该积极地缓解和分散丈夫的不良情绪，细心调节而不是一味地盲从和纵容丈夫的性要求，必要时可以寻求医疗帮助。值得庆幸的是，绝大多数这种反应性的ED，一旦去除突发因素并通过有效的精神状态和生活（包括性生活）调整，多可恢复正常。

# 17. 睾丸肿瘤患者的性问题

睾丸肿瘤可发生在任何年龄的病人，但最常见发生于青壮年。常见的睾丸肿瘤包括：精原细胞瘤（占全部睾丸肿瘤病人的 40%～50%）、畸胎癌（占20%～50%）、胚胎癌（占 16%～20%）、畸胎瘤（占 1%～5%）、间质细胞瘤（占1%～5%）。虽然睾丸恶性肿瘤比较罕见，只占男性恶性肿瘤的 1.5%，但因为病人死亡率高，生育和性功能都受到严重影响，所以受到高度重视。

以往的研究表明，尽管在睾丸癌术后病人中，阳痿发生率是很低的，但是在临床上还是能碰到的。这类阳痿的原因不明，可能是睾丸切除、放疗、反复化疗等多种因素产生的性腺功能低下的反映。当病人主诉在治疗后出现性欲低下和阳痿时，病人血中睾酮的浓度可能有显著下降，并无证据表明睾酮替代疗法会促进睾丸肿瘤的复发和加速肿瘤生长。所以，对这些病人采用激素治疗后，通常都能恢复性欲和性交能力。

应注意睾丸肿瘤和手术对病人产生的情绪方面的影响，一些病人还会因为失去一只睾丸而感到低人一等，这些病人很可能对自己的性能力感到十分焦虑。在性交时，病人常常注意自己的性功能是否正常，这样就分散了注意力，把自己不恰当地置于"旁观者"的地位，影响了性反应的自然进程。同样，有一些把男人性功能与生育力等同起来的病人，会因失去射精能力或因药物和化疗的影响引起的不育而感到灰心和沮丧，并且可能由于对生育能力的过分焦虑而发展为阳痿。

在术前、术后为睾丸肿瘤病人提供性咨询指导是很重要的，应确定病人（及其配偶）所具有的焦虑的类型和原因，同时向病人夫妇指出用于减少性问题的有效而适宜的方法。对那些关心自己在今后性关系中的体形的未婚男性，可考虑植入无生物学排斥反应的人工睾丸，以改善阴囊外形。

# 18. 小睾丸给男人带来了哪些问题

男性独有的一对"小宝贝"（睾丸）十分娇嫩，许多先天性和后天性因素均可以造成其萎缩和功能损害。小睾丸可以是先天性的睾丸发育不良，如染色体核型为 47，XXY 的克氏综合征和先天性肾上腺增生症；也可能是后天性的因素，如手术或外伤引起的睾丸萎缩，青春期的睾丸炎症（尤其是病毒性腮腺炎引起的睾丸炎），精索静脉曲张，免疫性疾病，射线和热辐射，下丘脑、垂体、甲状腺、肾上腺等内分泌疾病，重金属中毒，营养严重缺乏，经常食用粗制棉籽油，大量吸烟和酗酒等。

成年男性的睾丸体积如果小于 10 毫升，提示睾丸的功能低下，表现为精子发生障碍（少精子症或无精子症），并因此可能丧失了生育能力，性能力也可能大打折扣。

一些小睾丸患者选择了"精子库"的精子进行人工授精解决了生育问题。但是事情并不是这样简单，睾丸的功能绝对并不仅仅是制造精子，它还具有分泌许多激素的本事，尤其是男性的特征性激素（雄激素），而睾丸过小可以造成雄激素水平的明显低下，并因此而影响到患者的生活质量，主要表现为：体力差，经常疲乏，容易出汗，记忆力减退，脾气性格改变，性欲低下，性功能障碍等。如果患者的睾丸特别小，还会影响到男性第二性征的发育，如没有胡须或胡须稀疏，喉结不发育，阴毛腋毛稀疏或缺乏，阴茎呈现儿童型，童音；甚至可以出现明显的女性化特征，如女性型乳腺发育，皮下脂肪增多，皮肤细腻，臀部宽等，使患者生活得特别"没有面子"，简直是过着"不男不女"的地狱般的生活。

许多患者对于迫切影响家庭稳定的孩子问题十分在意，却往往忽略了自我的生活质量问题，医生有必要提醒患者重视这一现象，并为其提供必要的咨询和指导。现代医学研究已经为全面评价和治疗这类患者提供了坚实的基础，完全有可能通过激素替代和促进激素分泌等多种途径来改善患者的生活质量，使他们不必忍受小睾丸带来的诸多生活不便。

## 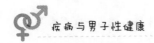 19. 阴囊内没有睾丸是怎么回事

有一小部分男性，因为结婚后不生育，在接受必要的检查时，偶然发现自

己的睾丸没有在它们应该在（阴囊内）的岗位上，而是在"肚子"里安了家，这在医学上称为隐睾症。造成睾丸"有家难回"的原因可以是多种多样的，但无论是何种原因，均可以因为"肚子"里的较高温度而影响了精子工厂的精子制造过程，出现少精子或无精子现象，从而影响生育能力。

要想判断隐睾患者是否还有生育能力，首先要区分是否是双侧隐睾还是单侧隐睾，以及隐睾的位置。一般来说，多数的单侧隐睾患者的另外一侧已经下降的睾丸在功能上是正常的，并可能在功能上起部分代偿作用（一个睾丸"负担"起两个睾丸的重任），因而可以产生一定数量的精子，并可以自然生育。但是，一侧隐睾的患者，对侧的睾丸未必都正常，有人发现单侧隐睾者中大约一半人的精子是正常的，而另外一半人可能有不同程度的精子异常，甚至严重者可以无精子。

隐睾的位置也十分重要，越是隐睾位置深（睾丸位置较高）的患者，恢复生育的机会越小；而睾丸位置较低的（腹股沟内的）隐睾患者，睾丸内可以有不同程度的生精功能，生育机会较大。

比较准确判断隐睾患者的生育能力的方法是进行精液分析，来看看精液内是否有精子，有多少精子，以及精子的功能状态。

## 20. 隐睾患儿，2岁前手术最好

在临床上常会碰到一些患者，他们之所以不能生育，就是因为患了隐睾症或者治疗时间太晚。所以，父母们应该密切注意新生儿的睾丸发育情况，如果确认为隐睾，应争取在2岁前治疗成功。

睾丸没有在阴囊内，而是在腹腔里"安了家"，医学上称之为隐睾症。隐睾既可能是双侧的，也可能是单侧的。据统计，早产儿有9.2%～30%患隐睾，而足月产男婴有3.4%～5.8%患隐睾。有部分孩子虽然刚生下来时睾丸不在阴囊内，但随着生长发育，睾丸可逐渐下降到正常位置。但在1岁以后，这种继续下降的

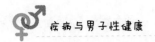 

机会将明显减少。

如果睾丸 2 岁之后还没有从腹腔中"搬出来"，就可能会受到不可逆的损伤。腹腔中相对高温的环境，可以造成睾丸的明显萎缩，阻碍精子的发生，让患者的生育能力大大下降。以往的实践表明，很多在 4 岁或 8 岁时进行手术治疗的患者，其生育功能已经受到了无法挽回的损害；而青春期后手术，对恢复生育功能几乎没有作用。

因此，"抓紧时间"就成了治疗隐睾的关键。男婴出生时，父母一定要关心并检查一下睾丸是否在阴囊内。双侧隐睾在 12 个月内仍有自然下降的可能，所以可以耐心等待；如果 12 个月后睾丸仍未下降，就应该前往专科医生处治疗，系统地应用内分泌治疗 1~2 个月，部分患儿可获得睾丸下降；如果内分泌治疗效果不好，患儿应该在 2 岁以内施行双侧睾丸牵引固定术。单侧隐睾的内分泌治疗有效率往往较低，可以考虑直接手术治疗。

需要提醒的是，隐睾除了影响生育能力，还会使疝气、睾丸癌变、扭转、损伤等伤害的风险增加，严重者甚至会危及患者的生命。所以，即使是已经丧失了生育能力或者已经生儿育女的患者，也应该尽早解决隐睾问题。

## 21. 包皮能给男人带来多少烦恼事

包皮位于男性生殖器官前沿，紧紧包住阴茎前端（阴茎头）的部位，是上帝恩赐给男性"命根子"的贴身保护性外衣。男孩子在青春发育期以前（7~8 岁以前）的包皮都比较长，遮盖住整个阴茎头和尿道外口；随着青春期的到来，阴茎快速增长，包皮自动向后退缩，使绝大多数男性的阴茎头和尿道口暴露在外。

包皮过长，是指成年男性在阴茎疲软的状态下，阴茎头完全包绕于包皮之内，当阴茎勃起后，阴茎头仍不能够充分显现的情况。包茎则是因包皮口过于狭窄，使阴茎头无法暴露于包皮之外的一种疾病。包皮过长与包茎是成年男性常见的发育异常。平均 5 名男性中就有 1 名包皮过长，每 20 名男性中就有 1 名患有包茎。

包皮过长与包茎在男性中虽属发育异常或小恙，但广泛的发生率使之具有普遍性，而且危害较大，不可小觑。包皮过长与包茎的男性在排尿后，最后的几滴尿液不易排尽，往往积聚在包皮内，加之包皮、阴茎头表面坏死脱落的细胞及分泌的黏液物质，甚至直肠会阴部细菌的侵入与繁殖等因素，在温暖湿润的环境下极易形成一种白膜似的物质——包皮垢。包皮垢长时间得不到彻底清洗，就会对包皮及阴茎头产生刺激，最终可导致其他疾病，如包皮阴茎头炎，包皮结石，包皮色素脱落后形成的白斑病，局部长期存在炎症，免疫功能降低，诱发阴茎癌，甚至有不洁性生活者还易染上淋病、尖锐湿疣等性传播疾病。据统计，包皮过长男性患阴茎癌的概率是包皮"刚好"男性的几十倍。此外，由于过长的包皮"封锁"了阴茎头与外界的直接联系，阴茎在阴道内抽动时，包皮可回缩到冠状沟处，使得平常掩盖在包皮之下的娇嫩的阴茎头比裸露已久的阴茎头将更敏感，不堪刺激，特别容易在性生活中出现早泄现象，让男性懊恼万分。

包茎则由于阴茎头被包皮紧紧束缚住，难以得到外界应有的刺激，发育受到限制，可以引起阴茎头冠部周径减小，影响成年后的性生活快感；此外，包茎还可以导致包皮嵌顿，即当狭窄的包皮口不是很小时，阴茎头偶尔可以暴露出来，但狭窄的包皮口会像环一样紧紧地卡在勃起阴茎的冠状沟处（即嵌顿），致使局部血液循环障碍，引起嵌顿部分远端组织缺血坏死，造成严重的后果。

包皮过长和包茎不仅严重地危害着男性的生殖健康，而且还可通过性生活给女性带来危害。包皮垢在性生活中进入女性的阴道内，可能会引起女性的阴道炎和宫颈炎，长期的刺激还可诱发宫颈癌。

个别种族人群有个传统习俗，男孩子一生下来就要被实行包皮环切术。乍听起来愚昧而又残忍，但恰是这一举动，令这些民族男性（包括他们的妻子）终身受益。仔细推敲起来，这种做法也未必是可以让所有男人都受益的。实际上，给男性带来额外不便的包皮毕竟还是比较少的，只有对于青春发育后期以后的包茎和部分包皮过长的男性才带来某些麻烦。

包皮过长和包茎的男性，临床表现多为一些局部炎症，反复形成包皮垢和出现异味，于是有些男性就自作主张地服用一些抗生素。这种治标不治本的方法虽

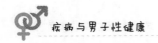

然使炎症很快得到控制，但一段时间后就又会出现上述症状，而且还易导致对抗生素产生耐药性。对于因真菌感染引起的包皮阴茎头炎，滥用抗生素不仅没有任何效果，还往往会加重原来的感染。因此，对于包皮过长和包茎必须标本兼治。目前临床多采用手术治疗的方法，手术适应证包括：①包茎，尤其是包皮孔道过小，不能顺利排出尿液者；②反复发生包皮阴茎头炎、包皮粘连和其他合并症的包茎与包皮过长患者；③药物和其他方法无法控制的顽固性早泄的包茎与包皮过长患者；④包皮垢与异味较明显，又不耐烦坚持清洗的包皮过长患者。

## 22. 包茎与包皮过长的常见处理方法有哪些？应该注意哪些事项

　　包茎与包皮过长的常见处理方法主要是包皮环切术。对包皮进行环切的方法有：①传统的手术切除，即用剪刀切除多余的包皮。此方法虽然显得较原始，且术中出血稍多，但效果可靠、费用低。医生在术前先行对患者实施局部麻醉，使患者无明显不适。对出血多的可采取结扎方法予以止血。这也是目前众多患者首选的治疗方法。②新近推出的包皮去除环。这是一种国外发明的器具，无需手术切除。患者在医生的指导下，可将包皮去除环带回家中自行治疗。其治疗机制是用"环"来卡住过长的包皮，使其局部缺血、坏死，从而达到治疗目的。但此方法易引起水肿，合并感染，且愈合过程有一定的痛苦。③等离子或激光治疗。激光与等离子对术中的出血有快速止血作用，手术时间因此缩短，但术后断端有灼伤，需要频繁地换药，而且水肿比较明显。上述三种方法各有利弊，具体采用哪种方法，需由医生决定并征求患者的意愿。

　　对包皮过长的患者行包皮环切术要注意以下几点：①何时实行包皮环切术：我们并不主张一出生就行包皮环切术。一般情况下，新生儿和1~3岁之间婴幼儿的包皮都较长，而且紧紧包绕着阴茎头使之无法露出。大部分男孩的阴茎头都会在青春期的生长发育期内（10～18岁）充分发展，包皮会随着阴茎的生长逐渐回缩。因此，对包皮过长的孩子要密切注意，一般到青春发育期结束后再根据情况决定是否实施手术。②何种情况下行包皮环切术：一般情况下需到医院听从医生的诊断及处理。但如果引起包皮阴茎头炎、包皮结石、包皮白斑等并发症，就需要手术治疗了。合并尖锐湿疣时，可以将过长的包皮与疣体一并去处。③包皮切除的量也很关键：包皮切除多了，过短的包皮会牵拉勃起的阴茎产生明显的疼痛，因此影响性功能，需要植皮来恢复，比较麻烦；包皮切少了，起不到环切的作用。一般情况下，切除后留下的包皮应在阴茎背侧内板的0.5厘米，阴茎腹侧（系带部）的0.8厘米。具体还要因人而异，结合男性局部的具体情况综合考虑。④包皮断端还要尽可能修剪得平整，必要的"美容"效应不可缺少，因为你最亲近的人可能会"在乎"它的美与丑，也会因此而影响到夫妻双方的"性"趣。⑤包皮阴茎头炎严重时，不宜立即进行手术。需等炎症得到控制后方能进行。⑥术前还需服用抑制阴茎勃起的药物，因患者多为青壮年，性欲望、性冲动较强，往往有晨起阴茎勃起，术后断端在勃起时会有疼痛和出血。⑦术后可能存在一段时间的不愉快。长期以来从未暴露在外的阴茎头得以露出，会有摩擦感，局部略有不适。短期内阴茎头在摩擦和刺激下会有脱皮等情况。经过一段时间的适应，不适感将会消失，患者也将摆脱包皮过长或包茎的困扰，开始轻松的生活。

嵌顿包茎的处理：对于嵌顿包茎的患者，需采取以下的治疗方法：①手法复位。通过一定的手法把嵌顿的包茎复位，手法复位后的患者也应及早给予手术治疗，否则日后还会复发。②手法复位无效的情况下，只能通过急诊手术把嵌顿狭窄部位的包皮切开，然后纵切横缝，使包皮口明显扩大，使包皮嵌顿得到缓解。

## 23. 精索静脉曲张导致不育的患者，你还选择开刀手术吗

一些男性可以在阴囊内摸到一团条索样的东西，有人会描述成"蚯蚓状"、

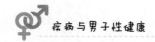 

"鱼子状"等囊性的可压缩物，严重者可以直接"看"到阴囊局部饱满坠胀（图6），还可以通过B超检查发现，临床上诊断为精索静脉曲张，是男性的一种常见疾病，多发生于左侧，可出现于任何年龄段，一般人群中的发生率约15%。人们对精索静脉曲张的认识已经有相当长的历史了，但近年来的技术进步对该疾病的治疗带来了革命性的变革，许多根深蒂固的传统观念有了明显改变。

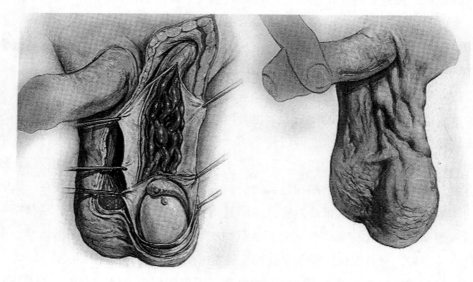

图6　精索静脉曲张

 ## 精索静脉曲张带给男人的伤痛

　　精索静脉曲张者站立时，阴囊胀大，有沉重及坠胀感，甚至出现疼痛不适，可向下腹部、腹股沟或大腿放射，站立行走时加重，平卧休息后减轻。临床症状和精索静脉曲张程度可以不一致，有些患者的曲张程度非常严重，却可以没有任何症状；而有些患者的曲张程度较轻微，却可以有比较严重的坠痛，甚至伴发失眠、食欲缺乏、头昏等神经衰弱症状。

　　由于精索静脉曲张能够对睾丸产生明显的不良影响，可以造成男性的精液质量异常，研究发现精索静脉曲张伴发精液质量异常者高达54.8%，并因此而影响男性的生育能力。在男性不育者中的精索静脉曲张发生率达到 39%，而在继发性不育者中的发生率高达 60%～70%。

 ## 手术是精索静脉曲张的唯一有效治疗方法

手术是公认的治疗精索静脉曲张的唯一有效方法，可以消除疾病带来的局部坠胀和疼痛不适，并改善精液质量。一些医生在确定精索静脉曲张者的治疗以及选择治疗方法时常常根据个人的认识和临床经验，但在实际工作中，选择手术治疗还是应该遵循一定原则的，并应与时俱进。手术治疗的主要适应证包括：精索静脉曲张引起患侧的明显坠胀疼痛不适，患者不能忍受者；精索静脉曲张造成睾丸生精功能障碍，精液质量进行性下降，并影响了男性生育。

常用的手术方法包括：开放式手术、腹腔镜手术和栓塞硬化疗法。开放式手术包括经腹股沟下、腹股沟和腹膜后结扎精索内静脉，是临床上多年来广泛开展的经典方法。腹腔镜手术是近年来开展的微创方法，不需要开刀，只在腹部钻 3 个小孔并进行操作，在电视显示屏上观察，就可以完成手术过程，治疗失败率较低，手术和住院时间均有所缩短，尤其对于双侧精索静脉曲张者更加有利。栓塞硬化疗法局麻下就可以进行而免除了开刀治疗，但栓塞失败或复发较常见，目前已经很少应用。

 ## 没有孩子，未必都是精索静脉曲张惹的祸

由于许多精索静脉曲张者也可以正常生育，所以，患有精索静脉曲张并不一定都会影响到生育。精索静脉曲张者能否生育的关键是在于疾病对睾丸的损害程度，可以通过简单的睾丸检查和精液分析来判断。对于不生育合并精索静脉曲张者，如果精液检查结果正常，可以暂时不考虑手术治疗，每 3～6 个月定期进行精液常规检查。只要精液质量没有明显变化，可以一直观察下去，并注意寻找其他的不生育因素，尤其是对妻子生育能力的评价。

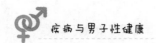
对于那些患有精索静脉曲张且有精液质量异常者的男性不育患者，精索静脉曲张也未必就是不生育的唯一原因或主要原因，患者可能同时合并其他疾病或异常而影响了生育能力。只有那些未发现其他的明显异常，而精液质量和精索静脉曲张的恶化程度相伴地进行性加重者，才高度怀疑是精索静脉曲张影响了男性的生育能力，此时的积极干预才更可能获得较满意的疗效。

 ## 不育者手术时机的选择及治疗效果

不生育伴有精索静脉曲张者，在下列情况下需要考虑接受手术治疗：精索静脉曲张的患侧睾丸与对侧睾丸相比明显变小、质地变软；精液质量异常，尤其是在定期（每2～3个月）连续多次检查出现精液质量每况愈下的情况。

总体上讲，在手术后1～2年内，患者精液常规检查的改善情况可以达到50%～70%，能使妻子自然怀孕的占30%～40%，手术后配合适当的药物治疗可以提高精液的改善率和妻子的自然怀孕率。但是，部分经过手术治疗的精索静脉曲张者，在经历了若干年以后，仍然没有子女，其可能原因是：手术时机选择过晚，毕竟精索静脉曲张属于一种进行性加重的疾病，并可造成睾丸难以恢复的损害；同时存在其他影响生育的因素没有去除；妻子有影响生育的因素；有现代医学还没有认识到的潜在因素影响生育。因此，对诸多情况要逐一加以分析并区别对待。例如，选择手术治疗前一定要进行全面的生育能力评估，为后续的选择药物配合治疗奠定基础；对配偶同时进行检查治疗，以免在手术康复后，即使男人的生育能力已经在逐渐改善并恢复正常也难以有生育机会；对于那些情况比较严重者，如睾丸明显萎缩、精子数量特别稀少（甚至偶见精子）者，即使是选择了手术治疗，预后也不会太好，很难恢复到自然生育的程度，此时的手术治疗未必对患者有利。

 ## 不育者，治疗精索静脉曲张未必只有做手术这一个办法

实际上，许多不育男性治疗精索静脉曲张的目的就是要生育一个孩子。

对于那些选择手术治疗精索静脉曲张的患者几乎没有恢复自然生育的可能性，尤其是一些年龄偏大而需要尽快解决生育问题的患者，那么选择实验室技术解决生育问题应该是不太困难的，现代的生育技术只要有一个精子就可以解决问题，即使是严重的男性不育患者也大多可以实现为人父母的愿望。目前的试管婴儿技术已经成为许多大医院的常规技术，治疗成功率在稳中有升，国内的成功率已经达到30%～40%，结合胚胎冷冻等新技术，使得每个治疗周期的成功率有更大的提高。况且，一次不成功，还可以再次进行，迟早会让不育夫妻圆梦。

# 24. 前列腺里面长"石头"是怎么回事

发生在前列腺腺泡或腺管内的"石子"，医学上称为前列腺结石，或称为"真性结石"，是由前列腺本身形成的，比较少见，属于原发性或内源性结石，结石体积小、散在、数量多，主要是磷酸盐成分，多见于老年男性；前列腺的结石还可以来源于泌尿系结石，因逗留在前列腺尿道段，或进入与后尿道相通的被感染而扩张的前列腺腺管内，称之为"假性结石"，它是尿道结石在前列腺部位的表现，体积大，但数量少。有时，真性结石也可以穿破前列腺部尿道黏膜而进入尿道。

由于采用分子方法分析多数的结石含有尿液成分而非前列腺液，提示其产生的主要机制可能与尿液反流有关。与胆结石、泌尿系结石的发生原理相似，前列腺结石可能是由于含钙性物质沉积在前列腺腺泡或腺管内的淀粉样体、上皮细胞和炎性物形成结石；前列腺结石还可以继发于前列腺的感染，由于脓汁和碎片不能充分引流而钙化形成结石；慢性炎症可以使前列腺的腺泡扩张、腺管狭窄，使尿液中的一些盐类沉积在前列腺腺体组织上形成结石；前列腺增生也可以使腺管内压力增加，腺管扩张，腺体内分泌液淤积，浓缩并形成圆形的蛋白体，然后钙化而形成结石；结石成分还可以在前列腺周围受压的皮质或外科包膜上沉积而形

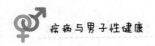

成结石。此外，射精管内的结石可能是由于精管内的碎片钙化而形成，并最终迁徙到狭窄的射精管处。

前列腺结石比较常见，一般不会产生任何临床症状；而有些结石则可以导致前列腺炎，并产生不同程度的临床症状。可能的影响因素很多，例如如果不发生梗阻或阻塞现象，且结石没有合并病原体感染，则前列腺结石往往是孤立的病灶，一般不会产生临床症状；如果发生梗阻或阻塞，则容易诱发感染，并使阻塞反复发作，可以导致临床症状的反复出现；如果阻塞持续存在，则产生慢性的持续性症状。

前列腺结石的早期症状不明显，也不典型，容易被忽略，常可与上尿路结石同时存在，成为尿路感染及前列腺炎的根源。但是存在于前列腺尿道部的结石则完全不同，有时可以产生严重的痉挛性疼痛，使患者难以忍受。

前列腺结石常有一个有机物核心，由脂肪、核蛋白、晶体、嘌呤、胆固醇、柠檬酸等包绕脱屑的上皮，形成圆形或椭圆形有放射状结构的淀粉样体，它可以阻塞前列腺腺管，使腺泡变成闭合腔，在射精的时候，由于精管压力的突然增加而出现显著的局部不适，甚至出现严重的绞痛。腺泡内的液体因阻滞而容易诱发感染，使腺泡黏膜呈炎性改变，伴发前列腺炎，并反复发作。一旦感染严重，可形成脓肿，甚至穿破前列腺被膜，造成会阴、直肠、膀胱和尿道的瘘管。反之，当前列腺腺泡和排泄管长期伴有慢性感染时，则可造成腺泡扩张，腺管狭窄，从而加速了结石的形成。结石与感染的关系密切，互为因果，所以在治疗前列腺炎时，不要忽视对前列腺炎患者伴发的前列腺结石的诊断和治疗。

前列腺结石可以通过直肠指诊触摸前列腺，可感觉到（觉察）结石的摩擦音或捻发音。探条探查后尿道、常规 X 线检查前列腺、尿路 X 线检查、尿道镜检查等也可以明确前列腺结石的诊断。

由于前列腺结石常可作为感染的核心并储存细菌，而抑制或杀灭细菌的抗生素却很难进入结石内发挥作用，因此前列腺结石特别容易引起尿路的反复感染，在治疗上十分麻烦。

（1）一般治疗措施：对于多数患者的小而多且无明显临床症状的前列腺结

石，常不需要治疗。对有症状而感染不严重的前列腺结石，可采用保守治疗，如进行前列腺按摩以及其他对症治疗，并定期观察结石大小的变化。由于前列腺结石实际上多数是前列腺液的浓缩所致，食物的改变或食物疗法可能不会对结石有任何效果。

镁制剂常用于预防和分解肾结石，也可以用于前列腺结石的保守治疗而每日服用，使部分患者可以不再发生前列腺结石。在服用镁制剂时要注意同时服用一定量的锌，因为镁可以使锌耗尽而使两者的比例失调。别嘌醇可以降低尿酸，也可以在预防和治疗前列腺结石中起一定的作用。

（2）根据病情治疗：对结石合并慢性前列腺炎等并发症者，以处理合并症为主；如果仍然有病原体存在于精管或前列腺内，可以使临床症状反复发作，药物治疗可能只是起到暂时缓解作用；超声波碎石治疗似乎没有足够的力量来扩张精管并缓解梗阻，不容易将结石排出体外，粉碎的结石可能仍然停留在原地，并可能再次凝聚成新的结石，因而碎石治疗效果往往不好；对症状严重而需要手术治疗者，应该根据结石的数目、大小、位置和患者的年龄、全身一般状况以及并发症情况，选择适当的手术方法治疗。由于手术治疗可能使患者丧失射精能力，且也并不一定保证使患者的临床症状完全改善，因而手术应该是最后的万不得已的选择。

一旦前列腺内结石形成，可以有炎症细胞浸润，腺泡内充满碎屑和脱落的上皮，腺腔上皮的衬里消失，腺泡扩张，进一步加重局部的炎症反应，并使药物治疗效果降低。

## 25. 前列腺脓肿是什么样的疾病

前列腺脓肿比较少见，在临床上容易被忽视或误诊为慢性前列腺炎。近年来由于抗生素的广泛应用，急性前列腺炎患者仅有少数形成脓肿和瘘管，直至转变

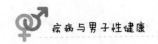

成慢性前列腺炎。

前列腺脓肿形成的具体机制还不清楚，多继发于急性前列腺炎。本病常见于成年人，以 50~60 岁居多，但已经报道 9 例婴儿前列腺脓肿，多因金黄色葡萄球菌经血行或淋巴感染，也可直接蔓延所致。糖尿病患者、慢性透析患者以及由于各种原因引起的免疫缺陷或免疫抑制患者较易发生此病。尿道的器械检查、尿道扩张和导尿也是诱发前列腺脓肿的重要因素。一般先有急性炎症过程，迅速造成腺小管内的脓栓阻滞，相互融合，腺体实质及周围组织坏死、液化而形成脓肿。脓肿破溃后可以久不收口、形成瘘管者，俗称"海底瘘"。

前列腺脓肿的患者可以有不同的临床表现，使本病的诊断更加困难。患者可有恶寒高热，体温高达 39~40℃，大汗口干，甚至高热不退等全身症状。局部症状有明显的尿频、尿急、尿痛、会阴坠胀疼痛不适，主要表现为急性排尿困难，甚至可诱发急性尿潴留。有时在全身症状不明显的情况下，可出现"假性前列腺增生"，表现为下尿路梗阻或里急后重感，排便后疼痛加重。前列腺触诊发现75% 患者有前列腺肿大，有热感，35% 出现明显触痛，16% 有局部或整个腺体有波动感。脓肿可自后尿道、直肠或会阴部穿出，破溃之后流出稀薄带有臭气脓液。如损及尿道，尿液可自创口流出。个别患者可能有血尿和腰背部疼痛。

对于急性前列腺炎患者的症状突然恶化，腺体迅速肿大，全身及尿路局部症状明显的，应该考虑前列腺脓肿的可能。直肠指诊检查触及前列腺明显肿大，中央沟可消失，表面光滑柔软有波动感，触痛较明显，触及波动感即可确诊。会阴部穿刺或经尿道镜穿刺吸取脓液及行活体组织检查，既可诊断又能起到治疗作用。尿道造影可见一侧之脓肿使尿道移位，造影剂溢流至尿道外或造影剂滞留。经腹 B 超检查简单易行、无痛苦、费用低、检出率高；经直肠 B 超检查前列腺区可出现暗区反射，形态不规整，包膜光带不整齐、不连续等，对诊断有特殊意义。盆腔 CT 检查和前列腺 MRI 也可以帮助诊断。

一旦前列腺脓肿的诊断确立，就应该给予足量、特异性针对致病菌的抗生素，并加上充分的引流，施行切开排脓术。全身治疗的目的是为了促使脓肿吸收，消除和控制炎症。一般治疗和抗生素应用与急性前列腺炎相同，绝大多数患者对抗生素治疗效果良好。前列腺脓肿的手术适应证包括：①急性前列腺炎合理用药 1 周后，症状加重，高热 39℃以上，白细胞总数 $20 \times 10^9$/L 以上者，可以考虑切开排脓；②脓肿明显，尿道不能自行引流，或向后尿道破溃者，可行切开排脓；③如经穿刺排脓症状不改善，或日渐加重，则做切开排脓术。

前列腺脓肿形成后，首先应行外科引流。常用的手术引流方式有：①经会阴行前列腺切开排脓术，本法具有能充分显露脓肿，充分引流，不留死腔或假道的优点，但是组织损伤多，伤口深，愈合慢（平均约需要 2 周时间），术后形成瘢痕等缺点，目前已经很少采用；②经直肠前列腺切开引流术，适用于后叶周围脓肿，在直肠黏膜下，指诊时波动明显处切开引流，脓液由肛门流出，操作简单方便，损伤小，引流彻底，术后不需要换药，但要注意谨慎操作以防止尿瘘发生；③经尿道前列腺切开或切除是比较常用的手术方式，手术难度不大，但受到设备限制。

局部可以采用金黄软膏外敷阴部红肿处，每日或隔日换药 1 次，或反复行会阴部前列腺穿刺抽脓及注射抗生素。

前列腺脓肿治疗及时得当，则预后良好。由于诊断和治疗技术的发展，前列腺脓肿治愈后均没有复发或出现严重的并发症，前列腺脓肿的死亡率已经从以前的 30% 下降到目前的 5% 左右。急性期治疗如不彻底，可并发附睾炎、睾丸炎，也可转变成慢性前列腺炎。前列腺脓肿破溃后经久不愈，最容易引起瘘管，形成"海底瘘"者经过内外并治可望治愈。

# 26. 前列腺囊肿对人体危害大吗

前列腺囊肿有先天性与后天性两种。先天性前列腺囊肿又根据其发生的部位不同而区分为发生在前列腺囊上的前列腺囊囊肿和发生在前列腺实质内的前列腺

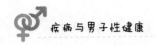
囊肿。前列腺囊囊肿的发生率明显高于前列腺实质内的前列腺囊肿。

前列腺囊肿的囊腔内常含有陈旧性的血液、脓汁或细胞碎片，没有精子。偶有纤维索状的导管形成的死囊，无开口。囊腔大小的变化很大。

前列腺囊肿患者的临床症状变化较大，主要决定于囊肿的大小和部位。常见症状包括尿频、尿急、排尿困难，偶尔可发生血尿。直肠指诊可以在前列腺的上方正中线触及囊肿。静脉尿路造影可以与输尿管囊肿相鉴别，并可以发现伴发的泌尿系统畸形；精囊囊肿位于前列腺的上外侧，内含精子，可以与前列腺囊肿相互区别；B超检查可以除外前列腺的其他疾病。

对于较小的前列腺囊肿可以考虑经会阴或直肠抽吸囊肿，但该治疗方法容易造成感染和复发；对于较大的前列腺囊肿可以考虑手术切除。手术的途径可以经过耻骨后或会阴；有人主张经骶脊路径暴露较好，有利于手术完全切除囊肿；如果囊肿突出至膀胱内，可经膀胱切除。

## 27. 慢性前列腺炎并非 ED 的直接元凶

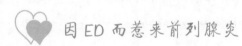 因 ED 而惹来前列腺炎

满面愁容的小文在向医生讲述着自己患病两年以来的痛苦和诊治疾病的遭遇。"我是一个再普通不过的打工仔，好不容易娶了个媳妇，洞房花烛夜就让我败下阵来了，可是在结婚以前我的阴茎勃起还是很好的呀，而且一直身体健康，啥毛病都没有。当闹洞房的最后一批客人走后，我迫不及待地将她拥进了怀里，近乎疯狂的激吻让我的下体有了明显的反应，渐渐地胀得让我受不了。脱去彼此的衣服后，再次搂抱住她略带颤抖的身躯，让我更加难耐，毫无性经验的我在一

阵忙乱之后发觉阴茎没有能够进入到她的身体里面，而对方却两腿僵直，面现痛苦无助的表情，这让我的激情顿然全消，一夜无眠。以后几天里的连续几次努力尝试也没有任何结果，总是一到关键时刻阴茎就疲软了，根本不听指挥。我彻底绝望了，选择了求医，也同时开始了噩梦般的岁月。按照广告宣传，我找到了第一家医院，医生给我检查了前列腺，并说我患了前列腺炎。我平时什么毛病都没有，也没有任何不舒服的地方，怎么会得前列腺炎呢！我断然拒绝了医生的治疗，并重新选择了一家做过宣传的医院，诊断仍然如此。当我第三次选择了一家几乎家喻户晓的广告医院，还是没有躲过前列腺炎的诊断，医生说是前列腺炎导致了我的阳痿，对了，他们叫勃起功能障碍（ED）。我相信了，并接受了治疗。1年多的治疗，吃了数不清的抗生素，后来还进行了微波和前列腺穿刺治疗，都没有能够让我重新获得做男人的本领，反倒渐渐地出现了小腹不舒服的感觉，看来的确是前列腺炎让我倒了大霉。此外，不仅多年来辛苦积攒下的钱荡然无存，还欠了不少外债。我该怎么办？"

##  ED 的直接元凶并非慢性前列腺炎

望着痛苦不堪的小文，医生翻看了他的全部诊治病例，随后进行了生殖器官发育情况的详细检查和勃起功能的专科检查，然后告诉他："前列腺炎的确可以伴有 ED，但是没有前列腺炎的存在也可能出现 ED。现代医学认为，完整和谐的性功能需要具有发育完整、正常的内外生殖器官、神经反射系统、内分泌系统以及阴茎的血管系统。尽管某些慢性前列腺炎患者可能以各种性功能障碍，尤其是以 ED 为首发表现而向医生求助，但是慢性前列腺炎对上述的各个系统基本上没有直接的不良影响，因此不会对性功能有直接的损害作用，而仅仅可能是通过间接的作用来影响性功能。如下腹会阴部的疼痛不适、阴茎勃起与射精疼痛以及较大的精神心理压力所致。实际上，多数 ED 与慢性前列腺炎没有什么瓜葛，你的情况基本上就可以判定与前列腺炎无关，毕竟你从来也没有任何临床症状，更没有

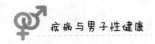

出现过下腹会阴疼痛不适、阴茎勃起与射精疼痛等，应该重新考虑问题的症结。至于许多广告宣传，多有夸大和不实之处，并不可信，也不难识别。""那么，到底是什么原因会让我如此无能？"小文疑惑地问道。

## 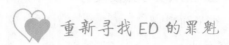 重新寻找 ED 的罪魁

"从初步的检查结果来看，你的发育和生理功能是完全正常的。根据叙述，你的问题可能出在两个环节上。第一，由于新婚的劳顿，尽管激情很是强烈，毕竟体力难支，仍然难以坚持下去，再加之缺乏性经验，慌乱之中没能找准"目标"也浪费了你的体力、耐力，乃至你的精神状态。由于性生活失败所带来的较大的心理打击进一步影响了你后来一些日子里的表现。第二个原因可能出在你的妻子方面，她也明显没有性经验，尤其是初次性交的羞涩、紧张和疼痛使得她的配合也不默契。""还有好办法让我恢复正常吗？"小文迟疑地问道。

## 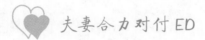 夫妻合力对付 ED

看来，以往一系列不合理的治疗应该停止了。在停止药物、微波和前列腺穿刺治疗一段时间后，你的不舒服症状将会逐渐减轻或完全消失，必要时还可以使用一些非抗生素类药物帮助恢复。至于性功能的恢复，应该按照 ED 的治疗方法全面分析，既然原因可能来自双方，就需要你们夫妻共同来完成了。

首先，夫妻双方都要放下思想包袱才好轻装上阵，同时要了解性常识和必要的解剖知识，熟悉对方的身体结构，才能做到有的放矢。其次要选择温馨幽雅的环境尝试再次性交，加强性交前的"前戏"以增加彼此性器官的分泌液，可以减少性交的痛苦和恐惧，在生殖器官选择使用润滑剂也可以考虑。必要时可以使用改善阴茎勃起的药物"保驾"，以确保性生活的成功。最后，如果上述办法仍然不能奏效，才考虑接受医生的全面系统诊治。

## 28. 慢性前列腺炎对男性的性功能有何影响及其表现形式如何

有些慢性前列腺炎患者可能以性功能障碍为首发表现而向医生求助。根据作者本人诊治的、具有完整病例记载的 607 例慢性前列腺炎患者的系统性统计研究发现，有 372 例（61.3%）患者可以出现各种不同程度和不同形式的性功能障碍。

现代医学认为，完整和谐的性生活与性功能需要有发育完整、正常的内外生殖器官、神经反射系统、内分泌系统以及阴茎的血管系统。慢性前列腺炎对上述的各个系统基本上没有直接的损害作用，因此不会对性功能有直接的损害作用，而是通过间接的作用来影响性功能。例如下腹会阴部的疼痛不适、阴茎勃起与射精疼痛以及较大的精神心理压力所致。

在疾病的早期，性欲望减退较为常见和明显，并可以作为疾病的首发症状。年长者可能不会太介意，认为性欲望减退是由于器官老化造成的，或者属于男性更年期的正常性功能减退；青壮年患者则可因性欲望受到影响而出现顾虑重重、精神紧张和情绪低落。

不同程度的勃起功能障碍，俗称阳痿，是慢性前列腺炎性功能障碍最常见的表现形式之一。这可能是由于前列腺的长期炎症刺激与充血、腺体萎缩、内分泌异常所致。当前列腺炎累及精阜时，精阜周围炎可导致射精疼痛，故而患者往往恐惧性交，势必对性功能产生不良影响（图 7）。此外，也与疾病长期得不到有效治疗所造成的沉重的精神心理负担有关。患者因久治不愈而心理压力过大，可产生不同程度的焦虑、内疚、恐惧等，往往会形成心理性的勃起功能障碍。精神心理异常和自主神经功能紊乱等因素所造成的对患者日常生活的影响可以导致饮食、睡眠、消化等多种功能的异常也对勃起功能有不利的影响。

早泄或射精过快也是慢性前列腺炎对性功能影响的主要表现形式之一。由

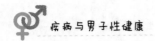 

于炎症的作用，致使性兴奋阈的改变，有时也会导致射精延缓或不射精。遗精在慢性前列腺炎患者中并不少见，并多伴有神经衰弱。遗精产生的原因可能是由于患者长期的炎症刺激，使得高级中枢得不到适当的休息与功能调整，以及失眠多梦、体质虚弱、体力衰竭等导致的。有些患者还可以出现射精疼痛与血精。

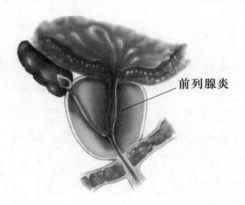

前列腺炎

图 7　前列腺炎模式图

##  29. 前列腺炎患者的性生活频度以"中庸之道"最好

### 前列腺炎让激情性爱蒙上阴影

　　性生活是夫妻生活的重要组成部分，和谐美满的性生活是男女生理的本能需要。然而，一旦男人患有前列腺炎，此时该如何面对性生活，是个值得探索的问题。一些患者增加了性交次数，试图通过提高排精频度来加速前列腺炎的康复；更多的患者选择严格的禁欲，唯恐性生活会加重前列腺炎。实际上，由于前列腺的险要"地理位置"（图8），其周围有众多的与勃起和射精相关的组织器官，前列腺炎患者的性生活可能会受到一定程度的影响，其性生活的情趣、性感受、性生活质量以及频度等都会发生某些改变，有必要进行适当的调整。

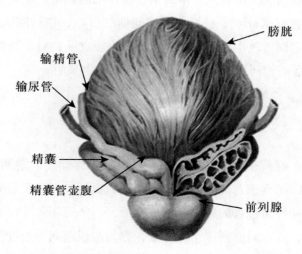

膀胱

输精管

输尿管

精囊

精囊管壶腹

前列腺

图 8　前列腺的背面观："险要"的解剖位置

 急性前列腺炎患者宜严格控制性交

急性前列腺炎时，由于高热等全身症状，以及会阴部位的疼痛不适和肿胀，引起排尿不畅。此时的性功能会受到抑制，也会暂时性地出现性欲低下。

发生了急性前列腺炎如果再进行性生活，本身就是在十分勉强的情况下进行的，加之会引起性交疼痛，性生活质量必然很差。此外，急性前列腺炎患者的前列腺液内可能含有大量的细菌等病原微生物，如果随精液排出，对女方也十分不利。所以急性前列腺炎时不宜进行性生活，必须采用有效的治疗手段，直至临床症状消失，全身健康状况恢复半个月后，才能逐步恢复性生活。

 慢性前列腺炎患者的性活动量力而行

慢性前列腺炎患者在临床症状明显阶段，尤其是采用前列腺按摩等局部治疗

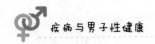
期间应当适当地停止性生活。如果存在性交与射精疼痛现象，也应该禁止或严格控制性生活，并积极配合治疗。

一般的慢性前列腺炎患者只要本身不存在性功能异常，绝大多数还是能够圆满完成性交的，在临床症状平稳期或发作间期是可以、也是应该进行性生活的，毕竟前列腺液的定期排放也是治疗前列腺炎的手段之一，对于清除前列腺内的炎症、促进局部的血液循环是有益处的，并经常被医生采用。

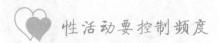
## 性活动要控制频度

把握有节制、有规律的性生活或掌握适度的手淫频度，定期排放前列腺液，可以缓解前列腺的胀满感，促进前列腺液的不断更新，有助于前列腺功能的正常发挥和前列腺功能异常患者的康复。另一方面，一些青年人往往有性生活或手淫过度频繁的现象，这也对前列腺十分不利，容易造成前列腺过度充血，本身也是前列腺炎的诱发因素，并可使已经患有前列腺炎的患者治疗效果大打折扣。人们曾经把度蜜月期间新郎发生的前列腺炎命名为"蜜月前列腺炎"，就是由于频繁过度的性生活造成的前列腺的明显充血所诱发的前列腺炎。

所以，前列腺炎患者要学会"有规律"地进行性生活，切忌犯"左倾"或"右倾"错误，而要把握性生活频度的"中庸之道"。无论是急性前列腺炎治愈后还是慢性前列腺炎患者，如果进行性生活，都应该节制性生活频度，切忌纵欲，同时不要禁欲，两个极端都对前列腺炎的康复十分不利。

由于性交频度受到很多因素影响，如年龄、健康状况、情趣、环境等的差异，甚至包括配偶的性需求程度的不同，对前列腺炎患者的性交频度没有统一规定，通常要比以往健康状况良好情况下的性交频度有所减少，如以往每周性交3次，患有前列腺炎后则可以改为每周1次或每周2次。

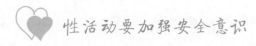
## 性活动要加强安全意识

由于慢性前列腺炎90%以上是非细菌性的，而且即使是细菌性前列腺炎，也多数是由于普通细菌或机会性致病菌所致，病原菌的数量也比急性前列腺炎少得多，一般不会对女方造成感染或任何不良影响。但是，安全防范意识不可少，建议性生活前后洗涤性器官，细菌性前列腺炎患者性生活时佩戴无菌的避孕套，避免精液直接进入女方的生殖道内，可能避免对女方的潜在危害，佩戴无菌的避孕套还可以避免在性生活中感染女性阴道内的某些致病菌或机会性致病微生物，因为慢性前列腺炎患者的前列腺免疫功能往往十分低下，极其容易合并感染。

 ## 规避非性交所引发的前列腺充血

在日常生活中也应该注意调整生活制度，尽可能回避一切容易引起前列腺充血的生活方式，如克服频繁手淫习惯、忌酒并少吃刺激性食物、骑自行车要保持坐垫柔软并不宜过长时间、不要长时间久坐、天气寒冷时注意局部保暖、平时多饮水多排尿等，它们与纵欲具有异曲同工的效果。有学者建议每天在 42~43℃ 的温热水中坐浴 15~30 分钟，可以加速前列腺的血液循环，帮助缓解前列腺充血，促进炎症消退。但对于未婚未育的青年男性，选择热水坐浴应该十分慎重，因为热水坐浴可能损害患者的睾丸功能而影响婚后的生育能力。

 ## 合并性功能障碍的前列腺炎患者别放弃性生活

前列腺炎患者常伴有神经衰弱和自主神经功能紊乱表现，容易产生心理上的焦虑不安情绪，并担心此病会影响到性功能，有的患者甚至因此而不敢结婚，这样反而真的引起了性功能障碍；一些前列腺炎患者可能发生勃起功能障碍、早泄、射精疼痛、血精等性功能减退现象，都在一定程度上阻碍了前列腺炎患者的性活动热情。在积极接受前列腺炎治疗的同时，进行必要的自我心理调整，多数患者都可以自行恢复自然的性生活。

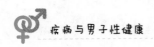

## 30. 前列腺炎会影响射精时的快感吗

有些慢性前列腺炎患者可能以性功能障碍为首发表现而向医生求助。根据作者本人诊治的 607 例慢性前列腺炎患者的研究发现，有 372 例（61.3%）可以出现不同程度和不同形式的性功能障碍。慢性前列腺炎不会对性功能有直接的损害作用，而是通过炎症性充血肿胀以及较大的精神心理压力的间接作用来影响性功能。

在疾病的早期，性欲望减退较为常见和明显，并可以作为疾病的首发症状，患者可因性欲望受到影响而出现顾虑重重、精神紧张和情绪低落。

前列腺的长期炎症刺激与充血、腺体萎缩等可以持续性地刺激射精管，导致局部对性冲动和性刺激特别敏感，容易产生性反应而出现早泄或射精过快。久而久之导致射精管和射精的神经反射系统的疲乏与不敏感，患者的性冲动、射精阈值均可能降低；前列腺的炎症对内部神经组织过度刺激，使前列腺兴奋性降低；前列腺长时间的充血水肿可以影响射精能力和射精时间；自主神经功能紊乱以及性心理异常等，性快感因此而大打折扣或完全消失。此外，长期慢性的炎症刺激，使得高级中枢得不到适当的休息与功能调整、失眠多梦、体质虚弱、体力衰竭等也是患者性快感缺失的重要原因。由于炎症的作用，致使性兴奋阈的改变，有时也会导致射精延缓、不射精。

在治疗前列腺炎的同时应耐心进行性心理疏导，多数病人的性功能异常症状有所改善，经医生仔细解释，多数患者可以自行恢复性欲和射精时的快感。

理论上讲，对前列腺炎的有效治疗可以使多数前列腺炎患者局部疼痛不适、排尿异常、自主神经功能紊乱、异常性心理等不良因素获得明显改善，因而建立起良好的局部生理反射机制，并可以逐渐恢复正常的性生活和性感受。临床实践也证明，多数患者随着前列腺炎的治愈，各种形式的性功能障碍也会有不同程度的改善，包括性感受。少数患者尽管无性心理异常因素而存在性欲减退和性快感降低，随前列腺炎症状改善，其性欲与性快感也有所恢复，但还不能完全恢复到前列腺炎发生以前的正常功能状态。

慢性前列腺炎造成的性功能障碍尽管在原发疾病治愈后，部分患者仍然不能完全恢复性功能，或者性功能根本没有任何改善，因此还应该按照性功能障碍的治疗方法全面分析诊治。由于各种性功能障碍往往单靠一种治疗方法难以取得满意效果，因此常采用多种方法联合应用的综合治疗措施。

## 31. 九项措施协助丈夫摆脱前列腺炎

在医生的指导下夫妻一方接受治疗而对方默契配合，这种"夫妻同治"的模式在许多发达国家相当盛行，但对于国人来说还较陌生，只有大力宣传"夫妻同治"的理念，让妻子客观地面对自身问题，才能让男人彻底摆脱病痛。一位善解人意的妻子，知道该在何时以何种方式来帮助患有慢性前列腺炎的丈夫度过危机，积极参与到男人疾病的康复过程。事实上，许多男科问题往往可以通过家庭内的饮食制度和生活方式的调整，以及性生活的默契配合而得到化解，且往往事半功倍；而反之，则可让男人坠入万丈深渊、万劫不复。慢性前列腺炎的种种不适症状不但让丈夫痛苦不堪，妻子看了也心疼不已。其实，要想让男性保持良好的健康状态，妻子首先要负起家庭责任来。如果妻子在生活中能够多了解一些防病治病的小窍门，通过日常点点滴滴的小事，在生活方式、日常习惯方面都要格外注意，无形中就会让丈夫远离前列腺炎。

 给丈夫减负：缓解紧张焦虑情绪

在情感上给丈夫支持和信心很重要。由于前列腺炎给男人带来了太多的麻

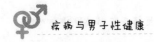
烦，一些患者的思想负担很重，担心疾病对生育、性能力和健康等诸多方面的影响，甚至于精神负担超过疾病本身的痛苦，并成为疾病久治不愈的重要原因。所以，妻子要帮助他消除不必要的顾虑和对疾病的误解，树立信心，防止丈夫的悲观失望情绪。

 合理安排饮食：管好丈夫的胃

作为丈夫的亲密爱人，为了防治慢性前列腺炎，你将为丈夫的餐桌上预备哪些食物？一些忠告可以供你选择：

（1）让餐桌上的刺激性食物悄悄消失：酒类、辣椒等辛辣食品对前列腺和尿道具有刺激作用，食用后引起前列腺的血管扩张、水肿或导致前列腺的抵抗力降低。因此，远离辛辣食物，不进食或少进食辣椒、不酗酒、不吸烟、远离咖啡因，既是好男人的时尚标志，又有益于男性身心健康。细心的主妇可以让这些有害健康的饮食习惯在餐桌上逐渐消失，既不伤害夫妻感情，又可以保护老公的身体健康。

（2）增加抗氧化剂的摄入：慢性前列腺炎以及许多疾病的发生都与氧化应激作用有关。抗氧化剂，尤其是维生素 E 和维生素 C，能够减轻氧化自由基对组织细胞和血管系统的损伤，有助于对各类疾病的预防和防止疾病复发。所以，男士们的餐桌上应该不缺乏粗粮、坚果、植物油、新鲜蔬菜和水果来补充各类抗氧化剂。

（3）别忘了微量元素锌：锌可调整免疫系统的功能，增加前列腺局部抗感染能力，而锌含量降低时对炎症的防卫机制下降，抗菌能力也下降。所以，可通过饮食补充锌元素，男子的饮食中应该注意多摄入海产品、瘦肉、粗粮、豆类植物，以满足人体对锌的需求。坚果类食物，如白瓜子、花生仁、南瓜籽以及芝麻等含有丰富的锌，细心的主妇可以在家居中准备一些这类小食品，使丈夫可以一边交谈或观赏电视节目，一边吃坚果，既可以增进感情、富有家庭情调，又可以补充营养，可谓一举两得。

（4）每天吃 2～3 个苹果：苹果是人们喜食的水果，而且具有良好的药用价值，含有大量的维生素 C 及其他营养物质，其中锌的含量也很高，是一种非常有益的饮食疗法。对于慢性前列腺炎患者来说，如果能坚持每天吃适量的（2~3个）苹果或苹果制品（苹果汁、果酱等），就可以达到协同治疗前列腺炎和防止复发的目的；而对于健康人来说，也可以达到强健前列腺的自然抗病能力，并提高一般的抗病能力，可谓一举多得。

 ### 贴心关怀：为他准备一个"温情水杯"

许多男性忙于工作，对自己的生活很不在意，甚至可以一整天不进食和不饮水。饮水减少必然要使尿液浓缩，排尿次数减少，使尿液内的有毒有害物质对人体造成不良影响，前列腺炎的发生机制中就有"尿液反流"进入前列腺内的情况；而每天饮用2升以上的开水或茶水可以充分清洗尿道，对前列腺的健康保健很有好处。因而，体贴的主妇应该为丈夫准备一个"温情水杯"，提醒他多喝水，每天至少要喝6杯水，不要憋尿。

 ### 不必禁欲：把握规律的性生活

众所周知，过度的性生活可以诱发前列腺炎或使病情加重。一些妻子据此严格限制与丈夫的性生活次数，甚至干脆不过性生活。其实，这种想法是有偏颇的，这不但不会给慢性前列腺炎的治疗带来帮助，还会引起相反的作用。患者应该根据自己的年龄、性情趣以及身体健康状况而保持适度的性生活，即不能过于频繁，也不应该禁欲。有规律的性生活可以保持前列腺的正常新陈代谢，有助于清除前列腺内有害物质，加速局部的血液循环，有利于前列腺功能的恢复并加速炎症的消退，同时也是密切夫妻感情并避免性冷淡的重要措施。

 ### 保暖防寒：适时增添着装

在寒冷的季节里穿得太少，容易诱发前列腺炎或加重病情，而且还容易诱发感冒和上呼吸道感染等，对前列腺的健康构成了潜在的威胁。局部保持温暖的环

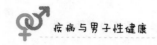
境使前列腺和精管内的腔内压力减少、平滑肌纤维松弛，减少了出口的阻力，使前列腺的引流通畅；保暖还可以减少肌肉组织的收缩，使组织的含氧量改善，充血水肿状态容易得到恢复。因此在寒冷的季节里要督促丈夫注意穿好衣服，不要受凉，尤其是前列腺局部的保暖措施一定要到位。

 ### 精挑细选：娱乐方式别太偏

前列腺的险要位置决定了男人在很大程度上是"坐"在前列腺上的，所以经常久坐的男人的前列腺负担较重，一些前列腺疾病患者可能体会到久坐会让他们很不舒服，例如坚持"打麻将"时间久了，就难以坐得住板凳了，"肚子"会疼得难以忍受，因此应该少打麻将，类似情况下的长时间久坐也要尽量避免，而选择有益健康的娱乐活动，如卡拉OK等。

 ### 马虎不得：选择合适的交通工具

作为代步工具的骑自行车、赛车、摩托、骑马等骑跨动作等都可以造成对前列腺的直接压迫而导致前列腺充血，造成前列腺的充血水肿，使前列腺液的排泄更加困难，也是前列腺疾病的重要诱发因素，可以直接影响到前列腺的功能状态，应该尽量回避。

 ### 温馨提示：督促他适当活动

如果丈夫的工作繁忙，或会议频繁，需要经常久坐，适时地记得电话提醒他经常起身走一走、动一动，做做办公室保健操，或借机会"方便"一下，大有裨益。

 ### 强身健体：陪他做锻炼

生活规律，起居有常，不可过劳，保持充足的睡眠以使体力充沛并坚持适当的体育锻炼，如陪丈夫打太极拳、短跑或饭后散步等，能改善血液循环、有利于局部炎症的吸收、增强机体的内在抵抗力和免疫功能，对于防治前列腺炎的发生都具有重要意义。腹部、大腿、臀部和会阴肌肉的运动还可以使前列腺得到按摩与功能调整，促进前列腺组织的血液循环和淋巴循环。运动可以帮助他恢复体能，而且可以借运动来调节他的精神。

 ## 32. 慢性前列腺炎让男人溃不成军

 ### 屋漏偏逢连阴雨：慢性前列腺炎招来早泄

手里拿着收集到的报纸广告，看着网络上铺天盖地的相关信息，年纪轻轻的建军已经没有了往日的挥洒自如和豪情壮志，陷入了艰难的抉择之中，不知道该怎样摆脱慢性前列腺炎的折磨。结婚 3 年来，孩子已经满地跑了，几乎所有可行的办法都用到了，疾病时好时坏，却总是难以根除。尤其不能忍受的，是半年时间内性生活也来找麻烦，射精快得几下子就结束了，连自己都体会不到什么愉悦的感觉，更不必提妻子的感受了。难怪妻子奚落他："什么建军，简直是败军，溃不成军"。想着自己的疾病和妻子的怨愤，建军被彻底击倒了。

慢性前列腺炎患者中的确有部分人，可能会对自己在性生活中的表现并不十分满意，而最多见的是对性生活的时间不满意，射精时间太快了，还没有充分感受"性"所带来的欢愉，就溃不成军一泄无遗了，这也就是我们常常听说的男人早泄。

### 慢性前列腺炎诱发早泄有其道理

慢性前列腺炎会与早泄有关？建军怎么也想不明白。

　　了解了建军的全部情况后，医生告诉他：慢性前列腺炎和早泄都是男性常见病和多发病，大量事实已经证明了慢性前列腺炎与早泄两者之间存在某种特殊"关联"。前列腺是男人射精的必经之路，前列腺的炎症使会阴部与射精反射相关的肌肉组织长期处于慢性充血水肿，呈激惹状态，稍有性刺激即容易出现性兴奋而很快射精，势必会影响到男人对射精过程的随心所欲的"把握"程度。患有慢性前列腺炎时，患者的性冲动、射精阈值均可能降低；前列腺的炎症对前列腺内部神经组织过度刺激，使其兴奋性改变，容易受到激惹；前列腺长时间的充血水肿导致的后尿道压力增加，可以缩短达到射精所需的时间；自主神经功能紊乱以及性心理异常等均是前列腺炎患者产生早泄的原因。

## 多数前列腺炎患者不会发生早泄

　　由笔者参与的国内大规模流行病学调查，研究前列腺炎与早泄的关系，结果发现 12743 例成年男性中慢性前列腺炎的发生率为 4.5%；慢性前列腺炎患者中的早泄发生率是 36.9%。由此看来，患了慢性前列腺炎也不一定都要有早泄发生，多数慢性前列腺炎患者不必为此太过担心，这样说当然是基于客观事实。实际上，慢性前列腺炎是否导致早泄，在专业人士中也存在意见分歧。

## 早泄让慢性前列腺炎患者的生活质量进一步下降

　　早泄的男性通常性交满意度低、性交时难以放松、性交频率降低、性欲低下等，还可以对自信心和与性伴侣的关系产生不利影响，可导致患者精神苦闷、焦虑、尴尬和抑郁。慢性前列腺炎已经让男人不堪忍受，随着早泄而来的性生活质量降低及伴侣性关系满意度下降，进一步恶化了患者的生活质量。

## 早泄康复办法多

　　无论是否是慢性前列腺炎招致的早泄，重要的是应该如何对这种现象进行解释和必要的矫治。既然高度怀疑建军出现的早泄与慢性前列腺炎有一定的联系，那么首先治疗原发病，有效地控制慢性前列腺炎，对早泄应该是有所帮助的。

值得注意是，即使根除了原发疾病，许多患者的早泄仍然难以改善，还需要按照早泄的治疗方法具体应对，或者双管齐下。治疗早泄有不少家庭内的自我调理办法。例如"动动－停停"法，即在性爱过程中减慢阴茎在阴道内的抽动频率，并采用一些分散注意力的语言交流等方式，淡化射精意识；还可以使用避孕套，或者采用女上位的性交姿势，减少对男性阴茎的刺激程度。连续性交，增加排精频度也有很好的效果。男性还可以经常做些能提高阴茎耐受能力的阴茎挤捏锻炼，必要时可以在专业医生的指导下服用一些药物，或在性生活前阴茎局部应用表面麻醉剂等。

 ## 别让精神心理负担干扰早泄的康复

慢性前列腺炎患者，由于疾病的久治不愈，给患者造成了极大的精神负担，往往有一定程度的精神心理异常，甚至可以产生严重的紧张和焦虑情绪，而这些不良的心理状态也刚好是早泄发生的重要原因。所以，单纯依靠药片显然是不够的，心理疏导和减压治疗同样不可忽视。

经过医生的耐心开导和周密药物治疗，大概经过 2 个月的时间，建军的慢性前列腺炎症状基本消失，早泄也烟消云散，夫妻重新开始享受美好的夫妻生活和性爱体验。

# 33. 前列腺也怕冷

在临床上常常会发现这样一种现象：某些人可能会在特定的季节里容易出现不舒服的感觉或容易患某种疾病，而过了这个季节病情即缓解，年复一年、反反复复，每当临近这个季节都将成为他们的一块心病。随着萧瑟秋风的到来，树叶逐渐枯黄了、落地了，天气也一天冷似一天。天气的变冷让许多与寒冷相关的疾病也在慢慢地抬头，男人的前列腺问题也将在这个时候浮现并给相当部分的男人带来麻烦，前列腺疾病的症状将会出现并加重，主要表现为排尿异常和会阴、下腹部的疼痛不适。前列腺是男人特有的附属性腺器官，前列腺疾病是大多数男子都会产生的疾患，是一个是非较多的器官，由于前列腺的中心部分构成了后尿道，尿液要经过这个关隘才得以排出，前列腺增生（肥大）或前列腺炎造成的充血肿胀等前列腺疾病将使该段尿道延长并受压变形，导致尿道的阻力增加，使排尿异常，并可以伴有下腹、会阴部不适。

每到天气寒冷的时候，到医院接受诊治的前列腺疾病门诊患者剧增，多数患者的治疗效果往往随着天气的逐渐变冷而显得不尽人意，让许多医生也头痛不已。业内人士都知道，冬天治疗前列腺疾病容易挨累不讨好，而春暖花开季节治疗前列腺疾病可望事半功倍，这都是季节气候在作怪的缘故。

### 男人为什么容易在冬季节出现前列腺疾病发病和加重现象呢

前列腺疾病的发病明显存在季节性因素，天气寒冷对男人的前列腺具有相当程度的不良影响。寒冷天气可以使交感神经兴奋性增强，让前列腺敏感地发生腺体收缩、腺管和血管扩张，造成慢性充血，导致尿道内压增加而引起逆流，加重前列腺液的淤积，容易导致前列腺疾病发作，出现尿频、尿急、尿痛、会阴睾丸疼痛等症状，一些人因此还会出现内裤常湿的尿滴沥尴尬情况。寒冷天气还可以使人体的免疫功能受到一定程度的削弱。

根据芬兰的调查显示，63% 的前列腺炎患者在天气寒冷的冬季症状明显加重，我国前列腺炎患者也普遍存在着这种情况，天气越冷，温差变化越大，因前列腺疾病（前列腺炎和前列腺增生）就诊的患者越多，临床症状也越重，尤其是在我国的北方地区。而到了气候温热的夏季，外界的热效应可促进前列腺液的分泌和排出，帮助体内淤积的消散和减轻，人体的虚弱状况得到缓解，所以夏天常无症状或症状减轻。

 ## 男人在寒冷季节到来之际该做哪些准备

由于前列腺疾病常常是一种比较严重的慢性疾病，例如前列腺炎和前列腺增生，极大地损害了患者的生活质量，况且目前还没有十分满意的治疗方法，疾病的预防就显得十分必要与重要。治病不如防病，深入研究并全面发现这些诱发或加重前列腺疾病的各种有害因素，在日常生活中注意尽可能避免不利因素，就可以有效地减少疾病的发生机会，同时也可以使患有前列腺疾病的患者的临床症状减轻、治疗效果更佳，并减少复发机会。

尽管前列腺疾病的发病率很高，但并不是所有的男性都发病，仅在一些特殊人群中，例如酗酒者、过度纵欲者、性淫乱者、汽车司机、外地打工者、过集体生活者、免疫力低下者等存在着高发现象或者临床症状比较严重，说明日常生活中的诸多不良习惯以及其他一些方面的不利条件是诱发和加重前列腺疾病的高危因素。男人就像一辆车，要开，也要修；男人的前列腺也一样，不仅要"用"，还要定期"保养"，在日常生活中学会自我保健和调节是预防前列腺疾病发生的关键措施。公众中普遍存在着对前列腺炎及其相关知识明显缺乏的情况，也很少得到有关保护前列腺的常识性知识，教给男人如何保护前列腺、如何调整饮食习惯和生活方式是十分重要的。

那么，在天气寒冷的季节里，为了避免或减轻前列腺疾病的症状，应该注意哪些方面，才能防患于未然？

（1）不要小看饮水与憋尿的作用：天气变冷之后，许多人的饮水量不如从前多了，饮水减少必然要使尿液浓缩，排尿次数减少，使尿液内的有毒害物质对前列腺及其他脏器（肾脏、膀胱等）的健康很不利。所以，寒冷的季节里仍然提倡要多饮水、多排尿，每天饮用 2 升以上的开水或茶水，可以通过尿液来充分冲洗尿道，帮助稀释尿液而避免浓缩尿液后的结石形成，更有利于前列腺分泌物排出

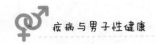

和预防前列腺的重复感染，对前列腺的健康大有裨益，即使是对于尿频的前列腺疾病患者也不能因此而少饮水。为了避免睡眠后的膀胱过度充盈、频繁起夜而影响休息，可以在夜间减少饮水量，而调整在白天多饮水。

尿急时可以"忍一会儿"的态度是不可取的，憋尿会让膀胱过度充盈，不仅压迫了前列腺，容易造成尿液反流，给高位脏器（肾脏和输尿管）带来巨大灾难，甚至可以造成肾功能衰竭，还容易因逼尿肌松弛而发生排尿困难和尿潴留。如果患者突然不能排出尿液，并出现膀胱内胀满和疼痛感，则发生了急性尿潴留，需要紧急救治，到急诊室内通过导尿将尿液排出。因此一定要有尿就排。

（2）改变不良饮食习惯与生活方式

1）戒除不良嗜好：辛辣食品不是前列腺疾病的直接病因，但是酒类、辣椒等食品以及吸烟对前列腺和尿道具有刺激作用，食/吸用后现短暂的会阴部位不舒服，可以伴尿道不适或灼热症状，并能够引起前列腺和膀胱颈的充血、水肿，加重痔疮和便秘症状，并造成前列腺的抵抗力降低。医生们观察到嗜酒和吸烟者的前列腺炎、前列腺增生和前列腺癌的发生率比不近烟酒者要高。因此，即使在寒冷的冬季，也要尽量避免靠辛辣食品来取暖，尽量不要酗酒、食用大量辛辣食物及吸烟。

2）常吃鱼、多补钙、水果蔬菜更可爱：鱼类等水产品，尤其是海产品中含有的脂肪少，有益成分多，可以增强人体的免疫功能；杏仁、豆制品（豆浆、豆腐等）、奶制品、绿色蔬菜（菠菜）等含有较多的钙，可以改善人体功能，有益于骨骼和肌肉的发育，并防止脱钙；蔬菜水果含有大量的维生素和矿物质，有益于身体健康。微量元素锌可以增加前列腺的抗感染、抗菌的保护作用，饮食中应该注意多摄入海产品、瘦肉、粗粮、豆类植物，以满足人体对锌的需求，白瓜子、花生仁、南瓜籽、芝麻等也富含锌。抗氧化剂有助于对各类疾病的预防和防止疾病复发，可以保护健康前列腺，男士们的餐桌上应该不缺乏粗粮、坚果、植物油、新鲜蔬菜和水果来补充各类抗氧化剂。

3）保暖防寒、适时增添着装：在寒冷的季节里人们基本上都会主动增添衣服，但是个别追求时尚的前卫男人，为了得到良好的形体效果而容易忽视前列腺对保暖的需求，穿得太少，容易诱发前列腺疾病或加重病情，而且还容易诱发感冒和上呼吸道感染等，对前列腺的健康构成了潜在的威胁。局部保持温暖的环境使前列腺和精管内的腔内压力减少、平滑肌纤维松弛，减少了出口的阻力，使前列腺的引流通畅；保暖还可以减少肌肉组织的收缩，因而可以使组织的含氧量改善，充血水肿状态容易得到恢复。因此在寒冷的季节里要注意穿好衣服，不要受凉，尤其是前列腺局部的保暖措施一定要到位。

4）选择合适的娱乐方式和交通工具：前列腺的险要位置决定了男人在很大程度上是"坐"在前列腺上的，所以经常久坐的男人的前列腺负担较重，一些前列腺疾病患者可能体会到久坐会让他们很不舒服，例如坚持"打麻将"时间久了，就难以坐得住板凳了，"肚子"会疼得难以忍受，因此应该少打麻将，选择有益健康的娱乐活动，类似情况下的长时间久坐也要尽量避免。作为代步工具的骑自行车、赛车、摩托、骑马等骑跨动作等都可以造成对前列腺的直接压迫而导致前列腺充血，造成前列腺的充血水肿，使前列腺液的排泄更加困难，也是前列腺疾病的重要诱发因素，可以直接影响到前列腺的功能状态，应该回避。

5）把握规律的性生活：有规律的性生活或掌握适度的手淫频度（而不是禁欲），定期排放前列腺液，可以缓解前列腺的胀满感，促进前列腺液的不断更新，有助于前列腺功能的正常发挥和前列腺功能异常患者的康复。另一方面，一些青年人往往有性生活或手淫过度频繁的现象，这也对前列腺十分不利，容易造成前列腺过度充血，本身也是前列腺炎的诱发因素，并可使已经患有前列腺炎的患者治疗效果大打折扣。所以，男人要学会"有规律"地进行性生活，切忌犯"左倾"或"右倾"错误，而要把握一个合适的"中庸之道"。

（3）积极治疗全身各处的感染灶和前列腺的继发感染：由于绝大多数的前列腺炎往往是继发于全身各处的感染灶，例如口腔里的"坏牙"、"感冒"、扁桃腺炎、咽喉炎、肠炎等。因此，积极采取有效的治疗措施，控制全身各处的感染灶，有利于保护前列腺免于获得感染。

（4）增强机体的抵抗力：增强体质对前列腺增生的早期预防和巩固疗效非常重要，对前列腺炎的预防作用更是不言自明。许多导致机体免疫功能降低的因素

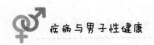

均可以形成有利于前列腺内寄居菌群大量生长繁殖与扩散的条件，从而引起急性前列腺炎或慢性前列腺炎的症状。因此，生活规律，起居有常，不可过劳，保持充足的睡眠以使体力充沛并坚持适当的体育锻炼，例如打太极拳、短跑或饭后散步等，能改善血液循环、有利于局部炎症的吸收、增强机体的内在抵抗力和免疫功能，对于预防前列腺炎的发生都具有重要意义。腹部、大腿、臀部和会阴肌肉的运动还可以使前列腺得到按摩与功能调整，促进前列腺组织的血液循环和淋巴循环。

（5）接受一些科普知识：对科普知识的了解程度决定了大众对预防前列腺疾病相关知识的接受程度和自觉执行情况、对治疗的配合程度、接受随诊的情况等，这对于预防疾病的发生和获得良好治疗效果都有明显的影响。因此，鼓励大众多读一些科普文章来丰富自己的知识，这可以增加自己对前列腺疾病的认识，自觉地在日常生活中进行调整，可以降低前列腺疾病的发生率。

# 34. 规律性爱让前列腺更健康

 性爱频率改变容易引起前列腺充血

对成年男性来说，规律的性生活对前列腺可以说是一种保护。性生活过频或过少，突然改变性生活频率会导致盆腔局部及前列腺充血，均容易导致前列腺充血，出现类似于前列腺炎的症状；而规律性爱可以让前列腺更健康。性生活频率的改变包括两种情况。一种是性生活突然过频，另一种是性生活突然减少。如果性生活突然过频，在勃起的过程中，前列腺会不断充血；如果性生活突然减少，精液积蓄会造成局部胀满感，也会导致前列腺充血。而一旦前列腺充血会压迫尿道、造成积压，出现类似于前列腺炎的症状。

**过量饮酒骑车也会造成不适**

实际上，即便是身体健康、性生活规律的男性，在日常生活中也会出现前列腺充血的情况。造成前列腺充血的原因有过量饮酒、长时间骑自行车等。不过，一般情况下，对于正常人群来说，进行适当调整、休息后，前列腺可以恢复到正常状态。对于免疫力低下的人群，前列腺充血则有可能发展为前列腺炎。对于本身就有前列腺炎的患者，则不利于病情恢复，甚至可能加重病情。因此应该加强自我防御系统，保护生殖健康。

 **应该合理安排性生活频率**

该怎样调整性生活的频率、保护前列腺呢？对健康人群而言，人体自身的保护、防御系统会适时给出信号。如果性生活过于频繁，生殖系统可能会采取不射精的方式进行自我保护；如果性生活太少，则可能自行排精。至于应该保持怎样的性生活频率，应该因人而异，应该以身体不疲劳、不影响工作和生活即可。有些时候，不良情绪和精神上的负担会给性生活和前列腺的健康带来不好的影响，因此保持良好的精神状态对身体健康更为重要。

## 35. 大活人，别让尿给"憋"死：前列腺增生办法多

经常听人说起：大活人怎么会让尿给憋死呢！但是，张老先生还真差点被尿憋死。说起来，张先生排尿不痛快的日子已经很久了，起初只是排尿困难一些，排尿次数也多了，白天1个多小时就得去一次厕所，晚间起夜2～3次，自己也

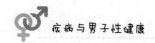

没有太在意，觉得老年男人可能都有点类似的问题，慢慢适应就好了。渐渐地排尿越来越频繁也越来越困难，外出不敢多喝水，还有几次竟然尿了裤子，晚间起夜 5~8 次，连睡觉也受到了明显的影响。不得已，到药店买了点药服用，效果也不大。直到不能排尿，肚子憋胀的痛苦不堪，才来到医院的急诊室，确诊为前列腺增生症（BPH），通过下导尿管将尿排了出来。险些让尿给憋死。

与张先生类似的情况特别多，许多 BPH 患者不愿意接受治疗，或者治疗不得当，往往延误治疗时机，使得小问题变成大麻烦。实际上，BPH 不仅可以影响排尿，还可以产生许多让人不愉快的并发症，如血尿、泌尿系统感染、膀胱结石、肾积水、肾功能损害、疝、痔疮和脱肛等。由此看来，小小前列腺事关大健康！实际上，BPH 是老年男性常见疾病，在排除了前列腺的其他疾病后，例如前列腺癌等，根据病情不同可以选择许多有效的治疗方法，以减轻疾病带给患者的痛苦，改善生活质量。

 ## 药物治疗：回缩腺体与缓解症状

需要接受药物治疗的 BPH 患者应该具有一定程度的临床症状，还可以通过测定残余尿量增多、前列腺体积增大、尿动力学改变等主观感受与客观指标结合判断，尤其是对于那些处在疾病早期的患者、年龄偏小或年龄过大者往往首先考虑药物治疗。药物治疗药物包括两类：①让前列腺回缩或减慢前列腺增大速度的药物；②改善前列腺增生临床症状的药物。由于 BPH 具有明显的个体差异，一些患者的病情可能长期稳定而没有明显进展，因此可能终身依靠药物维持即可。

目前，比较理想的回缩前列腺的药物是 5-α 还原酶抑制剂（保列治），每日 1 粒（5mg），它可使增生的前列腺体积部分缩小而缓解膀胱出口的梗阻症状。但是药物往往需要连续使用 3~6 个月以上才能见效。改善前列腺增生临床症状的药物包括 α 受体阻断剂（可多华、络欣平、坦索罗辛、特拉唑嗪、哌唑嗪等）和植物类药物（黄酮哌酯、沙芭特、泽桂癃爽、热淋清等），前者能松弛膀胱颈、前列腺及尿道平滑肌，从而降低前列腺部尿道阻力，但在使用时要注意其副作用，主要包括体位性低血压和射精障碍等；后者可缓解前列腺和盆底肌肉的痉挛。

 ### 手术治疗：恢复排尿通道的畅通

一旦药物控制不了的严重病情，例如排尿梗阻症状重（反复发生急性尿潴留）及残余尿（排尿后膀胱内残留的尿）明显增多，尤其在出现并发症（结石、感染、血尿、上尿路梗阻、肾功能损害）时，可以选择手术治疗。

（1）微创手术：经尿道前列腺电切（TURP）由于具有出血少、手术时间短、损伤小、患者恢复快等优点，临床上已广泛运用，基本替代了传统的开放手术，是目前开展最广泛的首选术式，但要求操作医生具有一定的技术水平，极少数患者术后可出现尿失禁等并发症。激光治疗BPH是利用热能进行凝固、坏死、汽化而达到使组织逐渐脱落或汽化、切除及切割目的，更加安全。例如绿激光就比较安全且止血容易，但其适应证范围较窄，适用于前列腺体积较小的患者，手术时间较长，需要有特殊的仪器设备，费用较高。经尿道电气化、等离子双极汽化、经尿道前列腺针刺消融、近距离放射、高能聚焦超声、经尿道电化学、射频、微波等微创方法也常用来治疗BPH。

（2）开放手术：近年来，由于腔内技术的迅速发展和各种微创治疗方法的不断涌现，已使开放手术的需要不断减少。但是，当患者的前列腺特别巨大，考虑到难以采用微创方法进行治疗，而患者又没有明显的禁忌证（身体衰竭、出血性疾病等）的情况下，可以选择开放手术治疗。其他不适合于微创治疗的患者，例如尿道口狭窄等的患者，也可以考虑开放手术。

 ### 补救措施：药物治疗无效而又不能耐受手术的无奈选择

导尿管引流，甚至膀胱造瘘是为了恢复排尿的通畅性而迫不得已的救急措施。前列腺内支架和气囊扩张治疗具有简便、安全、住院时间短等优点，适于高危不宜手术者，但疗效不能完全肯定。

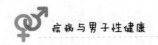 

 保护前列腺：始终需要的自我关怀

除了选择治疗措施外，BPH患者在日常生活中注意保护前列腺非常重要，例如寒冷天气的局部保暖、不要久坐和长时间骑车、足量饮水、改善不良情绪等，均有助于减轻症状和促进康复。

# 36. 前列腺增生的老年人，早晨更"性福"

常有老年人认为，人老了，前列腺增生了，似乎此时的性生活也就该歇歇了，以免加重梗阻症状，尤其担心出现尿潴留等危险现象。实际上，这种担心没有必要，只要体力允许、安排合理，病情稳定的前列腺增生患者一样能过好性生活。

63岁的蒋先生出现尿频、尿滴沥、夜尿频多等症状已经有多年了，医生诊断为良性前列腺增生症（BPH），一直用药物控制排尿症状，尽管治疗效果还不错，但因担心性生活会加重前列腺疾病，况且随着年龄的增大自己的性功能也不如以前了，所以无论主客观上，性生活都是可有可无的，几年来几乎达到禁欲状态。虽然表面上夫妻生活平淡如初，蒋先生也不愿意表白，可始终不太甘心，尤其是在老伴的不断唠叨下，才鼓足勇气与老伴一同咨询。

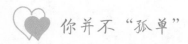 你并不"孤单"

挂号咨询的蒋先生在介绍完自己的基本情况后，风趣地说道："都说50岁的男人是极品，60岁的男人是上品，可好不容易熬到这份儿上，前列腺却增大了，让我没有了品位，怎么就是我这么倒霉呢？"

医生的回答简单而明确："你并不孤单。患有前列腺增生的国人超过1亿，而

40～70岁的男性患有勃起功能障碍（ED）的达到52%，看来受累人群相当庞大，两者不期而遇也很普遍。"

 **前列腺增生者的性生活，对健康有益而无害**

"性生活必然要让前列腺充血，那么性生活是否会加重前列腺疾病呢？我可不希望只为了满足性欲而让丈夫失去健康。"蒋太太忧虑地说。

许多老年人仍然保持着相当的性能力和性需要，适度性生活有助于保持身心健康和提高生活质量。由于前列腺充血、尿频和梗阻性排尿困难往往是前列腺增生的主要临床表现，很多人担心过性生活会加重增生的前列腺充血，使前列腺平滑肌收缩，从而导致排尿更困难。事实上，在进入高潮期时，前列腺虽然有短期充血，但很快阴茎就会因射精而疲软，血管也将迅速得以舒张，充血很快就能消退，这是人体生理过程的一部分，是对前列腺及局部组织器官的功能锻炼，还能加深夫妻间的感情，这些都对老年人的身心健康有一定益处。因此，只要身体条件许可，性功能又好，这类老年人过性生活基本没有问题，不会加重排尿困难。

而绝对禁欲对前列腺增生患者也不一定有利，甚至可能有一定伤害。一个有正常性功能的男性，长期压抑性欲而得不到性满足，经常处于性兴奋状态，同样可使增生的前列腺充血和交感神经兴奋，加重排尿梗阻症状和尿路刺激症状。

 **再度恢复性生活，如何摆脱困境**

"既然性生活有利于健康，但我的年龄大了，性功能不太灵光了，只能在早晨偶尔勉强进行，我怎么办？"蒋先生无奈地询问。

增大的前列腺，无论在结构上还是在功能上都可能成为性生活的拦路虎。那么，妙不可言的性爱对他们来说是否就成了可望而不可即的彼岸花呢？答案显然不是。

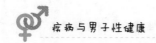

你可以先检查一下是否存在影响性功能的其他疾病或异常，例如内分泌激素水平的紊乱。中老年男性常会因年龄的增大而引发雄激素的部分缺乏，在保障安全性的前提下，适当补充一些雄激素是有益处的。此外，一些补肾壮阳的中药制剂也可以选择。必要时可以在医生的指导下，直接使用作用较强的 5 型磷酸二酯酶抑制剂，应该会有明显效果的。

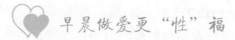

对于那些性能力已经有所下降的前列腺增生老年人，选择有利的时机进行性生活还是必要的，可以部分地弥补性能力不济。清晨是前列腺增生的老年人过性生活的有利时机。经过了一夜的休息，体力得以良好地恢复，此时的雄性激素分泌水平也较高，加上心情平稳、肌肉松弛，因此进行性爱十分适宜。

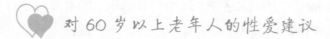

老年人的性生活有自己的特点，应该注意尽量避免在劳累、心情不佳的情况下做爱，因为在这种情况下，即使是性功能良好的男性，也难以圆满完成性生活。房事前最好先排尿，可避免因尿胀而引发肌肉紧张，或急于解小便而遭遇性爱尴尬。也可用 40～42℃的热水坐浴 20 分钟，温热刺激有利于局部血液循环，还有助勃起。适当使用润滑剂可减少摩擦给彼此带来的不适。

但是也要注意，老年前列腺增生患者过性生活也要量力而行，应因人、因病情轻重而异，各自掌握，同时注重自我保健，防患于未然。平时每天步行 30 分钟以确保盆底血管的通畅，提肛动作等有助于对盆底耻骨周围肌肉的锻炼，保持身体的灵活和柔韧性等措施，都有益于满意性交。如同时患有心血管疾病的患者，或年岁较大，健康状况不佳，前列腺增生严重，排尿困难，且经常发生尿潴留等症状者，都应慎行房事，在医生指导下接受治疗。

## 37. 前列腺肥大与 ED：结伴治疗或更可取

前列腺肥大与 ED 是悬在中老年男人头上的两把刀。良性前列腺增生（俗称前列腺肥大，简称 BPH）和男人勃起功能障碍（俗称阳痿，简称 ED）的发生率都会随着年龄的增大而显著增加，前者容易造成排尿困难，而后者则会导致性生活不和谐。BPH 会干扰正常的排尿过程，容易导致尿急、尿频、尿不尽、排尿困难和尿无力，症状严重者必须接受药物和手术治疗，常用药物和手术包括 α 受体阻断剂、5α- 还原酶制剂、经尿道前列腺电切术（TURP），均有助于缓解这些症状。然而，曾经美国"健康在线"网站的报道竟然将两者联系了起来，认为 BPH 与 ED 关系紧密。BPH 的某些治疗方法会导致 ED，而 ED 的治疗却会减轻 BPH 的症状。对于 BPH 合并 ED 的患者，结伴治疗可能更可取。具体表现在以下几方面。

BPH 的治疗药物影响性爱：一些用于治疗 BPH 的药物会导致勃起困难或勃起不持久。α 受体阻断剂有助于放松膀胱和前列腺肌细胞，但是也存在导致射精困难或逆行射精的风险。5α- 还原酶抑制剂还容易导致 ED。度他雄胺（dutasteride）和非那雄胺（finasteride）都属于 5α- 还原酶抑制剂，具有导致性欲降低的副作用，两者导致患者性欲降低的比率分别为 3% 和 6.4%。服用此类药物的男性还会出现精子数量、精液量减少及精子活力下降的问题。度他雄胺与坦索罗辛（tamsulosin）联用会导致 4.5% 的患者性欲降低。

BPH 术后还有麻烦事：TURP 术后 5%～10% 的患者会发生 ED。50%～75% 的 TURP 患者术后会出现逆行射精（也称"干高潮"）问题。即高潮之后，精液不是通过阴茎排出，而是逆向射入膀胱内。逆行射精对人体虽无大碍，但会影响受孕。

治疗 ED 可缓解 BPH 症状：西地那非（万艾可）、他达拉非（希爱力）和伐地那非（艾力达）等治疗 ED 的药物均有助于缓解 BPH 症状。一项为期 12 周的对比实验发现，每天服用 5 毫克他达拉非可显著改善 BPH 症状。一项涉及 211名 45~64 岁曾患有 BPH 的男性患者的为期 8 周的研究发现，每天两次服用 10毫克伐地那非可显著改善 BPH 症状。

不要同时服用 ED 药物和 BPH 药物：ED 治疗药物会对血压有一定的降低作用，用于治疗前列腺肥大的 $\alpha_1$ 受体阻断剂多沙唑嗪（doxazosin）和特拉唑嗪（terazosin）也会导致血压降低。如果两类药物同时服用，则会容易出现头晕或血压骤降。最好在医生指导下，把两类药物的服用时间错开，并做好药物剂量调整。

## 38. 早期盆底肌肉锻炼有助于根治性前列腺切除术患者 ED 的康复

对于那些采用根治性前列腺切除手术治疗的患者，性功能障碍是其十分关注的问题，尤其是近年来的生活质量的提高，男人更加关注其性能力的改变，即使是手术患者和癌症患者也不例外。

目前，对于根治性前列腺切除手术治疗的患者，其性功能的康复多主张在手术治疗后，尽早使用 PDE-5 抑制剂，已达到维持和改善其性能力的目的。但是，除了药物之外，患者的自身努力和家庭支持不可或缺，包括其配偶的支持。在患者的自身努力康复过程中，运动和锻炼十分重要，毕竟盆底肌在阴茎勃起机制中发挥重要作用，而盆底肌肉训练可以有效收缩并阻止阴茎的静脉回流，使得海绵体内压增加，阴茎勃起坚硬。

2012 年，Lin 研究早期盆底肌肉锻炼对性功能的改善作用，实验组 41 例根治性前列腺切除术患者 ED，术后即规律行盆底肌肉训练，包括①3 次盆底肌肉最大限度收缩，10 秒 / 次；②3 次盆底肌肉放松，10 秒 / 次；③二者交替进行；④三个体位（平卧、坐、站位），每天 2 次。对照组 31 例，无运动 / 训练，术后第

3 个月告知患者运动方法：分别在第 1、3、6、9、12 月随访患者，并评估 IIEF-5 评分。结果与对照组比较，实验组第 6、12 月的 IIEF-5 均分显著升高，实验组术后即行训练的患者性功能的恢复优于对照组，认为早期盆底肌肉锻炼可有效的干预根治性前列腺切除术患者出现的 ED。

## 39. 精囊也会发炎吗

任何导致前列腺、精囊充血的因素，例如酗酒、受寒、纵欲过度、会阴损伤或长时间受压等都能诱发急性精囊炎的发生。病原体侵入精囊的途径包括：后尿道的感染直接蔓延，这是最常见的途径；血行感染；淋巴感染。精囊非特异性感染的病原体以大肠埃希菌为主，约占 80%，而特异性感染与非特异性感染可以同时存在。

由于感染途径的不同，急性精囊炎具有不同的临床症状。血行感染引起的急性精囊炎以全身症状为主，包括周身疼痛不适、虚弱、体温升高、畏寒、恶心、呕吐等，暴发性感染者具有高热、寒战、虚脱及毒血症表现，同时伴有输精管炎者具有严重的下腹部疼痛，类似腹膜炎的体征；由后尿道感染引起的可以表现为尿道灼热、尿频、尿急、尿痛、终末血尿、尿滴沥等前列腺炎的相关症状，同时精囊肿大，会阴及直肠内剧痛，大便时疼痛加剧，急性严重感染时可引起性交剧痛，影响性功能。

急性精囊炎的自然病程一般在 1~2 周或更长。如果上述症状不见减轻，白细胞总数及分类升高，可能有精囊或前列腺脓肿形成，可以出现前列腺、尿道、直肠及会阴的刺激症状。

急性精囊炎的诊断主要根据患者的临床症状、体格检查和实验室检查结果确定。体检时应该注意寻找体内可能存在的感染病灶。直肠指诊应该先进行前列腺的触诊检查，以了解是否存在前列腺炎或前列腺脓肿，在前列腺的两上侧方检查是否可以触及精囊。正常时的精囊不容易触及，急性炎症时可以触及并有触痛

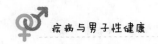

感。精囊形成脓肿时触之更加饱满。应该注意急性前列腺精囊炎时不要进行前列腺按摩。

尿常规和尿三杯试验可以初步判定感染的来源部位，尿道分泌物涂片染色检查、细菌培养及药敏试验可以明确感染的病原体，并指导临床治疗。

急性精囊炎患者应该卧床休息，禁忌性生活，同时给予退热、镇痛、注意保持大便通畅等一般支持疗法。为了及时控制感染以防止转为慢性，应该给予静脉滴注抗生素治疗，并遵循首剂加倍的原则。可以选择青霉素、头孢类、喹诺酮类抗生素等敏感抗生素，治疗后 48 小时仍然不能控制感染者，最好采用两种抗生素联合应用。经直肠内灌注抗生素，并配合局部的物理疗法，可以促进药物的局部吸收，明显减轻患者的临床症状且无明显的副作用。

慢性精囊炎多由急性精囊炎转化而来，即使在急性精囊炎时给予有效的抗生素治疗，由于精囊本身的解剖特点，感染的引流不畅，感染病灶可以残留，急性精囊炎容易转为慢性。此外，造成精囊前列腺长期充血的因素，例如酗酒、频繁的性兴奋或手淫也可以继发性感染，引起慢性精囊炎。

慢性精囊炎的临床症状与慢性前列腺炎不容易区分，两者经常同时存在。血精是慢性精囊炎患者的特征性表现，多发生在 20～40 岁，血精后常不容易自止，而在每次射精时出现，并可以持续数月，因此患者精神十分紧张，带来沉重的思想负担，甚至引起恐惧感。

精囊炎的准确诊断有赖于必要的体格检查和实验室检查。直肠指诊可能触及肿大、变硬的精囊腺，有不同程度的触痛。精液常规检查可以发现大量炎症细胞，细菌培养可以发现病原体。对精囊炎的辅助诊断中应首选 B 超检查，有助于诊断的确立，但是对于肥胖患者的精囊在 B 超检查影像上往往显示不清或无异常发现，此时可以进行 CT 检查。精囊炎的 CT 表现是：精囊单侧或双侧增大；精囊结石；精囊膀胱三角变小；邻近脂肪层的局限性浸润；增强后均匀性强化，邻近血管丛增多；毗邻的前列腺、膀胱合并炎症时，有前列腺增大、膀胱壁增厚等征象。B 超、CT 检查在对疾病的鉴别诊断中具有重要意义。

根据患者的病史、临床症状、体格检查和必要的实验室检查，诊断慢性精囊炎比较容易，但要注意鉴别诊断，主要包括对引起血精的相关疾病的鉴别以及与慢性前列腺炎的鉴别。

由于发生血精的原因复杂多样，临床上的血精患者常常难以确定其具体病因，主要根据血精的特征，血精的伴随症状，直肠指诊，X线检查，患者的年龄等特点，详细鉴别引起血精的常见疾病，主要包括急性精囊炎、前列腺精囊结核、精囊囊肿、精囊癌、前列腺结石、精囊结石等。

慢性精囊炎的治疗一般采用全身与局部治疗相结合、中医与西医相结合的综合治疗方法。由于慢性精囊炎与慢性前列腺炎常同时发生，故基本的治疗方法与治疗慢性前列腺炎相似，但治疗效果常不令人满意。

首先要消除患者的精神顾虑和对血精等某些症状的误解，回答患者提出的疑难问题，调动患者的积极性和对治疗的配合性，增强战胜疾病的信心。

调整并改善生活习惯和生活制度。注意生活的规律性，劳逸结合，忌烟酒及辛辣刺激性食物，保持大便通畅。适当参加体育活动，避免长时间久坐或骑跨动作。减少性生活频度，并在炎症加重阶段适当停止性生活。对具有射精痛、尿道刺激症状、性功能障碍者，可以应用止痛、镇静及中药等对症治疗。

改善前列腺及精囊的局部血液循环，促进炎症的吸收和消退。可以采用精囊前列腺按摩，每周1～2次，连续4周；热水坐浴，每日2次，水温维持在42℃左右，每次15分钟；中西药物保留灌肠，配合局部物理疗法，可以促进药物的局部吸收，明显减轻患者的临床症状且无明显的副作用，远期的治疗效果也很好。

适当应用局部容易吸收的抗生素，如磺胺类、喹诺酮类药物有一定治疗作用。对于血精患者，可以使用己烯雌酚1mg配合泼尼松5mg口服，3次／天，连续2～3周多能够使血精停止，较单纯应用止血药物疗效明显。

## 40. 尿道发炎该怎么办

尿道发炎在医学上称为尿道炎，是许多男性都可能遭遇的不愉快事件，尿道炎可以区分为急性与慢性两种，多由于性传播疾病所引起，常见病原体为大肠埃希菌、金黄色葡萄球菌、淋病奈瑟菌、沙眼衣原体、溶脲脲原体、白色念珠菌和滴虫等。尿道口或尿道内的梗阻因素，如包茎、尿道狭窄、结石，邻近器官的炎症，如前列腺炎、精囊炎，机械性刺激如器械探查、长期留置导尿管、创伤等，是其常见的诱因。

急性炎症或慢性炎症的急性发作常具有尿路刺激症状，包括尿频、尿急、尿痛、尿道口分泌物等，并可出现包皮、阴茎头的红肿与溃烂，少数患者在疾病痊愈后可形成尿道狭窄。由于尿道与前列腺是近邻，前列腺管开口于前列腺部尿道的后尿道，尿道内的感染可以通过直接播散的形式感染前列腺而引起前列腺炎。

根据患者的病史和临床症状，结合必要的实验室检查，例如尿常规检查可发现大量的脓细胞和白细胞；尿三杯试验表现为首段尿液混浊，有白细胞和脓细胞，而中段尿正常；尿液病原体分离培养常可以发现致病菌；细菌的药物敏感性试验可以帮助临床选择治疗药物。急性期禁忌行膀胱尿道镜检查，以免感染扩散；慢性尿道炎可用膀胱尿道镜检查以明确尿道炎的诊断及诱因，如尿道狭窄、后尿道瓣膜等。

尿道炎的治疗原则是选择敏感的抗生素，控制并彻底根除尿道内的炎症。但治疗的同时应该去除诱发炎症的原发因素，例如尿道狭窄、包茎、长期留置的导尿管以及邻近组织器官的炎症。

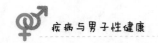

## 41. 一次"外遇"怎么会让我排尿越来越困难？该怎么办

小赵在参加答谢会"狂欢"之后，被安排了一次"特殊服务"。事后不久即出现了尿道红肿，并有大量的脓汁排出。好在自己对药物治疗很敏感，"一针"下去，脓汁就烟消云散了。虽然此后也有几次"反复"，但都有惊无险，平稳度过。谁知道过不久，排尿越来越困难，医生检查后说是感染引起的尿道狭窄，这让小赵百思不得其解。

　　实际上，尿道狭窄是男性相当常见的组织结构异常，常继发于尿道的感染性疾病或损伤，由于尿道损伤后形成的纤维化性尿道狭窄，可以导致排尿困难和尿液反流。引起尿道狭窄的常见病因包括：①感染：尿道的化脓性感染，如淋病奈瑟菌、结核杆菌、金黄色葡萄球菌感染以及非特异性的炎症性疾病都可以造成尿道黏膜的损伤和纤维组织增生修复，常导致球部尿道、阴茎阴囊交界处尿道以及舟状窝尿道的狭窄。②损伤：会阴部骑跨伤以及骨盆骨折常可造成尿道损伤或完全断裂，在进行尿道会师等修复治疗后，可以造成断端连接处的狭窄。③医源性因素：在检查和治疗泌尿系统疾病时的局部操作可能造成尿道黏膜的损伤，这是比较常见的原因。例如长期留置导尿管或导尿造成的黏膜损伤，治疗前列腺炎时进行的经尿道逆行灌注疗法、尿道扩张或膀胱镜检查时的创伤，以及尿道下裂修补术、前列腺摘除术、经尿道前列腺切除术、压力性尿失禁悬吊术等手术造成的损伤。④先天性因素：由先天性的黏膜横隔或尿道瓣膜的形成所致，比较罕见。

　　轻度的尿道狭窄你可能感觉不到它的存在。中重度的尿道狭窄可以出现不同程度的排尿延缓、排尿困难、排尿分叉、尿线变细、尿中断、尿无力、尿滴沥等。严重者可能因长期排尿困难出现膀胱功能障碍，表现为残余尿和尿潴留。

　　自己可以想一想，你以往是否发生过尿道损伤或尿道化脓性感染，结合典型的梗阻性排尿异常的症状，可以高度怀疑尿道狭窄的存在。确定诊断主要靠医生下尿道探子进行的尿道探查和尿道造影，可以明确狭窄的部位、范围和狭窄程度。尿道膀胱镜可以直接观察病变部位，但对尿道过于狭窄的患者尿道膀胱镜难以通过狭窄部位。

　　既然是尿道狭窄让你排尿困难，去除尿道狭窄将可以完全解除你的问题。治疗尿道狭窄的选择方法很多。轻微的尿道狭窄且不发展者一般不会引起明显的临床症状而不需要治疗。对于中重度尿道狭窄者的主要治疗方法是定期到医院进行尿道探子扩张尿道。扩张前你要多饮水，并服用抗生素来预防继发性感染。一般每周扩张一次，探子的周径将逐渐增加，直至比较满意的周径，然后逐渐延长扩

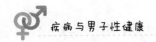 

张的时间间隔。扩张尿道可能让你产生一些不愉快，例如疼痛与出血是尿道扩张的主要副反应。

对于不适宜应用尿道探子扩张治疗的患者，可以接受永久性的手术治疗。由于尿道狭窄手术治疗可以在 1 年后复发，所以在此期间内应该进行随访观察。

## 42. 急性附睾炎是怎样发生的？应该怎么办

急性附睾炎多发生于一侧，可以由输精管的炎症蔓延而来，常见于后尿道炎、膀胱炎、下尿路梗阻、前列腺手术以及导尿管留置等，少数为血行或淋巴管感染。病原体感染是发生急性附睾炎的主要原因，病原体主要为大肠埃希菌和金黄色葡萄球菌，其次为链球菌。附睾的早期病变呈蜂窝织炎表现；当炎症波及整个附睾后，可以形成小脓肿、甚至脓性鞘膜积液；晚期可形成瘢痕组织，并可以阻塞附睾管腔。

急性附睾炎的发病比较急，表现为阴囊的局限性疼痛、敏感并迅速增大，可以出现局部发热、坠胀、尿道分泌物、周身不适等症状。阴囊肿大、精索水肿增粗、附睾肿大变硬。腹股沟与下腹部可能存在压痛。形成脓肿时可以有波动感，脓肿也可以自行破溃而形成瘘管。双侧附睾炎可导致男性不育。合并其他部位感染时将出现相应的症状，例如睾丸炎、前列腺炎、膀胱尿道炎等。血常规检查白细胞明显增高，以分叶核白细胞为主，血沉增快。尿常规检查可以发现白细胞，并可以培养出病原体。

急性附睾炎一定不要延误治疗，否则后果严重，主要治疗方法包括：

（1）一般治疗：与急性睾丸炎相同，急性附睾炎患者应卧床休息、局部冷敷、对症处理。为了缓解局部的疼痛不适，很多学者建议采用早期精索封闭方法治疗急性附睾炎，封闭治疗越早，效果越好。局部使用利多卡因（或普鲁卡因）、丁胺卡那（或庆大霉素）及地塞米松进行精索封闭，可以有效地遏止病情的发展，明显缩短病程，一般在注药后 1~2 天后附睾明显缩小，精索变软，炎性水肿减轻，阴囊红肿消退，全身及局部症状明显改善。经过 2~3 次精索封闭，附睾可以缩小一半以上，两周左右恢复正常或仅遗留直径 1cm 大小的结节。

（2）抗菌药物的应用：选择对细菌感染敏感的抗生素，常规选择静脉途径给药，一般治疗 1~2 周后改为口服药 2~4 周，以防止转为慢性炎症。

（3）手术治疗：对形成附睾脓肿者应该切开引流，并全身应用抗生素治疗。合并睾丸梗死者，应该行睾丸切除。

经过及时有效的治疗，绝大多数急性附睾炎患者的预后还是比较好的，一般经过 1~2 周症状可以消失，但需要 4~6 周附睾的大小和硬度才会逐渐恢复正常。少数患者的炎症迁延不愈而转变成慢性附睾炎，则比较麻烦。慢性附睾炎的病理改变多局限于附睾尾部，具有明显的纤维组织形成，管腔阻塞，有炎症细胞浸润。有些慢性附睾炎患者可以没有任何症状，也可以出现局部坠胀、疼痛、不适等，这些症状有时还可能出现急性发作。触诊患侧阴囊可发现附睾肿大变硬，无压痛或轻微压痛，附睾与睾丸的界限清楚，精索与输精管可以增粗。单纯应用抗生素治疗慢性附睾炎的效果往往不理想，可以采用一些物理疗法改善局部的血液循环并因此而缓解不适症状。对于同时合并的其他生殖系统感染应该给予充分有效的治疗，如对合并的慢性前列腺炎的治疗，尤其是当慢性前列腺炎成为附睾炎反复发作的来源时，可以考虑结扎输精管后再进行治疗。对于多次反复发作、不耐受病痛折磨患者，可以考虑附睾手术切除。对于同时并发男性不育的患者，在附睾炎治疗的同时，口服肉碱治疗，可明显改善患者的精液质量，改善生育功能。

# 43. 附睾也能患结核吗？应该如何诊治

在男性生殖系统中的各个组织器官均可以感染结核，但一般睾丸的结核较少见，前列腺与精囊结核也由于位置的隐蔽而不容易早期诊断，附睾结核常成为

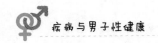

男性生殖系统结核最早出现症状的器官，因而在临床上比较多见，也相对容易诊断。近年来由于肺结核发病率增加，附睾结核的发生率又有增加的趋势。

多数的附睾结核与泌尿生殖系统其他部位结核有关，属于下行性感染，通常是由于前列腺结核造成的，而前列腺结核又常继发于肾结核，有研究表明50%以上的肾结核患者伴有附睾结核。附睾结核也可以由性行为传播。通过血行感染直接引起附睾结核的比较少见，病变常在附睾头部，不同于一般的附睾尾部感染。

组织学上可见附睾结核常由附睾尾部开始，附睾局部质硬、增大、不规则、局限性的结节，逐渐发展可累及整个附睾。在病变的发展过程中局部的纤维化程度与免疫力有关，免疫力强者，纤维化较显著；局部干酪样变与溃疡则与敏感性有关，敏感性高者干酪样变与溃疡较为显著，干酪样变可以迅速蔓延至附睾之外，与阴囊皮肤粘连，破溃形成窦道。

附睾结核常伴发输精管结核，输精管增粗变硬，可以出现干酪样坏死，形成窦道，长期不愈。

附睾结核常为慢性过程，主要发生于成年人，临床症状较轻微者，可以没有全身症状，而仅表现为附睾肿大和阴囊疼痛，可能长期存在病变而没有为患者所发现。个别附睾结核可以呈现急性病程，患者突然出现发热、阴囊部疼痛肿胀，逐渐形成脓肿，破溃后转为慢性病程。

附睾上的硬结早期局限于附睾尾部，后期可以蔓延至整个附睾，结节质地坚硬，常互相融合，轻触痛，输精管上常具有串珠样结节。约20%的附睾结核患者可以累及睾丸，使睾丸肿胀与附睾界限不清。后期的附睾结核干酪样病变可以破溃形成寒性脓肿，形成窦道，长期不愈，并可以继发感染，出现局部红肿疼痛。

根据典型的病史、临床症状和体格检查，附睾肿大诊断为附睾炎是很容易的，但是必须同时检查是否存在生殖系统其他组织器官结核感染的征象，例如触摸输精管是否有增粗变硬及串珠样结节，睾丸是否受累，直肠指诊前列腺与精囊是否有结核性病变。同时，附睾结核的诊断应该注意是否同时存在泌尿系其他组织器官的结核。精液检查可见精液量减少，精子活力低下，有白细胞，但精液培养检查结核杆菌的阳性率很低。

附睾结核的治疗包括全身抗结核治疗与局部病变的治疗。

对于病情较轻的附睾结核，可以采用全身治疗和药物治疗，坚持合理的治疗方案可以有治愈的机会，故可以保留附睾。附睾结核痊愈后局部可以遗留硬结，此硬结长期无变化时可以考虑不进行处理，如果硬结伴有症状或患者具有严重的精神顾虑，可以进行手术切除。

附睾病变较严重或有寒性脓肿和窦道时，可以进行附睾切除。术前使用两周抗结核药物作准备，术后还要根据病情变化应用抗结核药物半年到一年。已经形成瘘管的患者，对手术治疗无明显的影响，但必须彻底清除病变组织。两侧附睾结核者，可以同时进行两侧附睾切除。切除附睾结核时，若睾丸没有被波及，则必须保留睾丸；病变侵入部分睾丸时，仍然可以保留大部分正常睾丸。

## 44. 精囊结核有哪些表现？如何治疗

精囊结核在男性生殖系结核中的发生率少于前列腺结核与附睾结核，但常与前列腺结核、附睾结核、泌尿系结核以及全身其他脏器结核同时存在，尤其是常与前列腺结核同时发生。下行感染是其获得感染的最常见途径，结核杆菌可以先侵及泌尿道，从肾脏下行，经过前列腺的尿道段的前列腺导管开口逆行侵犯前列腺，并向实质侵入，在前列腺的实质内发生结核病变。当射精管引流不畅时，含有结核菌的分泌物可以侵犯精囊，形成精囊结核。

结核菌也可以通过血行、淋巴或直接播散的多种方式感染到精囊。如果结核病变仅局限在精囊内，则可能是由于血液来源的感染所引起。

由于精囊结核常继发于前列腺结核，因此病变也多在邻近前列腺处多见，结核结节的形成开始于前列腺导管以及射精管的部位，并进一步波及精囊。精囊内的结核结节可以相互融合、干酪样变性、形成空洞、纤维化，整个精囊可以变成坚硬的组织，空洞可以与尿道直接相通。尽管两侧精囊的病变可以不一致，但往

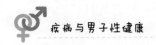

往双侧精囊同时受累。

　　显微镜下可见精囊结核病变可以有不同程度的巨细胞浸润，正常的上皮层结构消失，广泛的细胞坏死，结缔组织与纤维条索形成，严重者可以整个精囊均变成干酪样肿块，晚期精囊结核表现为肉芽肿样结节或肿块。

　　早期精囊结核的临床症状多不明显，一般可以出现类似慢性前列腺炎的症状，伴随有会阴部不适及轻微的直肠部疼痛。比较具有代表性的典型症状是：①患者可以具有全身结核感染中毒症状，包括消瘦、午后低热、盗汗、乏力等，并可以出现膀胱、尿道结核性炎症的后尿道受累的刺激症状。②排尿困难：严重的精囊前列腺结核可以阻塞前列腺部尿道造成排尿困难，个别患者可以出现急性尿潴留。③精液量减少：精囊前列腺结核常会影响到精囊与前列腺的分泌功能，使分泌量明显减少，造成精液量的减少，影响患者的生育功能。④射精疼痛：由于伴随的前列腺结核导致前列腺腺管阻塞，尤其是射精管开口部位的阻塞，射精时可以出现疼痛，尤其是合并附睾结核者的射精疼痛更明显。⑤血精：结核菌侵犯前列腺与精囊造成两者的腺体内小血管破裂出血所致，精液可以呈现略带血丝、粉红色或血液状，这也是精囊受累的最典型症状。

　　由于精囊的解剖位置比较隐蔽，感染结核病后的早期症状并不明显，因此容易被忽视，诊断上有一定的困难。应该充分了解患者的病史和临床症状，尤其是以往全身其他器官的结核病史。体格检查应该注意患者是否具有生殖系统其他部位的结核，例如是否存在附睾增大变硬，是否有输精管串珠样结节改变。直肠指诊检查是诊断精囊结核的重要指标，可以触及患者肿大的精囊，质地坚硬，表面不规则，触痛明显，晚期精囊结核可以形成梭形肿块；前列腺的触诊也可以出现明显改变，表现为增大、表面不规则、质地坚硬、轻触痛。精液常规分析发现精液量明显减少，精子浓度减少，精子活力减弱，出现大量红细胞和白细胞。B超及X线检查可以在精囊区域发现钙化影。输精管精囊造影可以发现精囊扭转、轮廓不规则（扩张或破坏）。

　　精囊结核患者应该适当休息、增加饮食营养、丰富维生素等一般支持对症治疗。全身应用抗结核药物治疗是最重要的治疗手段，一般主张连续、足量应用抗结核药物 3~6 个月，然后根据患者的临床症状与体征的变化，尤其是前列腺液与精液的检查结果估计治疗效果，并进行适当的调整。对于顽固性精囊结核患者，可以经输精管直接灌注抗结核的药物来治疗，疗效比较可靠。对精囊结核伴有附睾结核的患者，在药物治疗无效时可以考虑附睾切除术，有利于前列腺结核与精囊结核的恢复。

## 45. 睾丸炎的常见感染途径和病因有哪些

睾丸炎可由各种致病因素引起，常见的是一般细菌性睾丸炎与腮腺炎性睾丸炎。病原体感染可以通过血管、淋巴管、输精管或直接通过周围组织的损伤处到达睾丸和附睾。通过血行传播的感染主要影响睾丸导致睾丸炎，而通过输精管获得的感染常造成附睾睾丸炎。

（1）病毒性睾丸炎：病毒性睾丸附睾炎最常见的致病源是流行性腮腺炎病毒和柯萨奇 B 病毒。另外流感病毒、感染性单核细胞增多症、ECHO 病毒、淋巴性脉络丛脑膜炎、腺病毒、蝙蝠涎腺病毒、天花、水痘、牛痘、风疹、登革热、白蛉热病毒以及人类免疫缺陷病毒（HIV）偶尔也可导致急性睾丸炎。亚临床型睾丸炎可能发生于其他病毒性感染疾患。病毒可以经过血流到达睾丸，也可以随着尿液排出，引起急性睾丸炎。

青春期后患有流行性腮腺炎时，30% 可以合并腮腺炎后睾丸附睾炎，这也是腮腺炎病毒感染后最常见的并发症，其中腮腺炎后双侧睾丸附睾炎的发生率占 10%~30%。腮腺炎后睾丸炎累及附睾的达 85%，但是附睾单独受累的情况罕见。睾丸炎的临床症状通常在腮腺炎症状出现后的 4~6 天出现，但是在没有腮腺受累的情况下睾丸炎的症状也可以单独出现。病毒性睾丸炎可以严重地影响精子发生和精子成熟。如感染是双侧性的，则患者常因无精子症或严重的少精子症而不育。单侧睾丸受累时，精子浓度可正常或轻微减少，但可以保留生育功能。睾丸

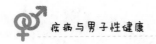

的损害有时可以是很严重的，使睾丸的内分泌功能受到影响，导致高促性腺激素型的性腺功能减退，表现为睾酮水平低下和第二性征退化。腮腺炎性睾丸附睾炎在儿童期患者中发生较少。

（2）细菌性睾丸炎：多数细菌性睾丸炎常继发于大肠埃希菌、结核分枝杆菌、淋病奈瑟菌以及葡萄球菌感染引起的化脓性附睾炎。尿道炎、膀胱炎、长期留置导尿管的患者以及全身其他部位的感染灶，均可以通过血行、淋巴和直接感染途径波及附睾和睾丸，引起睾丸的急性炎症。慢性细菌性睾丸炎由大肠埃希菌、淋病奈瑟菌、链球菌、葡萄球菌、肺炎球菌、肠炎沙门氏菌和放线杆菌感染所致，常形成微小脓肿。细菌感染的化脓性睾丸附睾炎最常见的并发症是阴囊的脓性囊肿和慢性阴囊引流窦道，另外一个并发症是由于阴囊颈或腹股沟环表浅处精索静脉受压或血栓形成所造成的睾丸梗死。

（3）肉芽肿性睾丸附睾炎：多数的慢性睾丸附睾炎与睾丸内肉芽肿有关。可以通过特殊染色、细菌培养或血清学试验来确定特异的病原菌，主要包括结核、梅毒、麻风、布鲁菌病、真菌病和寄生虫病。

1）结核：随着有效抗生素的出现，结核性睾丸附睾炎的发生率逐渐降低，但是近年来由于肺结核发病率增加，结核性睾丸附睾炎的发生率又有增加的趋势。多数的结核性睾丸附睾炎与泌尿生殖系统其他部位结核有关。睾丸结核几乎都伴有附睾结核，附睾结核通常是由于前列腺结核造成的，而前列腺结核又常继发于肾结核。在儿童中，半数以上的患者有严重的肺结核，睾丸的感染多经由血液播散而来。有证据表明一些睾丸附睾结核是由性行为传播的。睾丸附睾结核主要发生于成年人：72%患者是35岁以上，18%患者是65岁以上。临床症状较轻微，表现为睾丸肿大和阴囊疼痛。发热并不常见，且可能没有全身症状。

2）梅毒：梅毒性睾丸炎可为先天性的或获得性的。先天性梅毒性睾丸炎出生时双侧睾丸都增大。如果到青春发育期才获得明确的诊断，睾丸常呈现萎缩和纤维化改变。成年人获得性的睾丸炎是三期梅毒的并发症。慢性间质性睾丸炎的早期患者可以有无痛性的睾丸增大，比正常时大2~3倍。树胶肿性睾丸炎的特征性改变是存在一个或多个轮廓清晰的灰黄色坏死区。

3）麻风：患有麻风结节或不典型麻风病患者的睾丸可被感染。麻风结节性麻风患者的睾丸受累与阴囊内温度较低可以促进该病原菌生长有关。尽管双侧睾丸的受累程度可能是不同的，但病变常常是双侧的。诊断需通过睾丸活检来确定。绝大多数患有麻风结节的麻风患者不能生育。

4）波状热：主要见于中东地区。睾丸炎可以发生于某些波状热患者，并且可能是该疾病的首发症状。睾丸增大的患者同时具有起伏波动的发热、不适、多汗、体重减轻和头痛，应该怀疑可能患有波状热。有时这种情况可能与睾丸肿瘤很相似。

（4）软斑病：软斑病是慢性炎症性疾病，最早见于膀胱，后发现其他许多脏器都有此病变。睾丸软斑病占泌尿生殖系统的12%，表现为睾丸增大，实质呈棕黄色，并常有脓肿形成。软斑病时胞质嗜酸的巨噬细胞浸润间质组织，导致曲细精管破坏，这种巨噬细胞PAS染色阳性，核小，圆形或卵圆形，有小核仁。在其胞质内外有圆形、卵圆形大小不等的钙化小体，称为Michaelis-Gutmann小体，大小为 $2 \sim 5 \mu m$，嗜碱性，有同心圆板层结构。

（5）由真菌和寄生虫感染所致的睾丸附睾炎：真菌性睾丸炎比较少见，多数病例是与酵母菌病、球孢子菌病、组织胞质菌病或隐球菌病有关。发病比较广泛的酵母菌病可能累及生殖道。生殖系统的组织器官按易受累顺序排列依次是前列腺、附睾、睾丸和精囊。真菌性附睾炎可为全身性真菌病的局部表现或继发疾病。多数感染生殖道的寄生虫，例如血吸虫可以存在于精索内，寄生虫对血管的损伤导致睾丸损伤。睾丸损伤也见于内脏利什曼病、先天性和获得性弓形虫病以及棘球绦虫感染。

（6）特发性肉芽肿性睾丸炎：特发性肉芽肿性睾丸炎是一种中老年男性的慢性炎症性病变。临床上表现为睾丸肿大、局部痛感及下坠感，多数患者有阴囊损伤病史，66%患者有泌尿道感染症状却培养不出致病菌，40%患者有附睾的精子肉芽肿。表明该病可能是自身免疫性疾病。特发性肉芽肿性睾丸炎患者的睾丸增大，表面有明显的结节以及梗死或坏死区，肿块质硬而韧，如橡皮样。切面黄褐色，质地均匀，结构模糊不清。由免疫复合物导致的局灶性睾丸炎也可以见于年轻人，并可导致男性不育。

（7）睾丸假性淋巴瘤：是一种良性的淋巴细胞反应性增殖过程，容易误诊为淋巴瘤。有大量淋巴细胞和浆细胞的炎症性浸润，这种浸润可以部分或完全破坏睾丸实质。

（8）多发性睾丸动脉炎结节：睾丸的动脉可能在全身性疾病中被波及，例如类风湿性关节炎、Schonlein-Henoch 紫癜以及多发性动脉炎结节。60% ~ 80% 的多发性动脉炎结节患者可以累及睾丸或附睾，但是只有 2% ~ 18% 是在生存期间确诊。仅有个别病例报告首发临床表现为睾丸或附睾的多发性动脉炎结节。

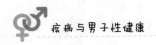

## 46. 睾丸炎的临床表现有哪些？如何诊治

急性睾丸炎常为单侧，起病比较急，多有寒战、高热，患侧睾丸肿痛，并可以向同侧腹股沟、下腹部放射，可以同时伴有全身症状，包括全身不适、胃肠道症状以及腹痛等。体格检查可以发现患侧阴囊皮肤红肿，睾丸肿大，具有明显的阵痛。合并附睾炎者将出现附睾受累的相应症状，如附睾增大、变硬、睾丸与附睾的界限不清。形成睾丸脓肿时，可以触及睾丸的波动感，全身症状进一步加重。细菌性睾丸炎患者可以出现血常规白细胞增高，尿常规也可以有白细胞，而各种特异性的睾丸炎可以在患者的尿液、精液、前列腺液中发现相应的病原体。根据全身的感染症状以及患侧睾丸的体检特征，诊断急性睾丸炎很容易，但必须进行鉴别诊断。主要的鉴别诊断包括：急性附睾炎、精索扭转、腹股沟斜疝嵌顿。

慢性睾丸炎多由于非特异性急性睾丸炎治疗不彻底所致，触诊可见睾丸肿大或硬化萎缩，睾丸组织纤维化。慢性睾丸炎的诊断主要依据急性睾丸炎病史，体格检查睾丸肿大或硬化萎缩，但应该与睾丸的肿瘤相鉴别。

由于睾丸炎是关系到男性能否顺利传宗接代的大问题，马虎不得，必须给予早期、有效的治疗，具体措施如下：

（1）一般对症治疗：早期卧床休息，避免体力活动，禁止性生活。患侧阴囊抬高并可以进行局部热敷。对于睾丸疼痛明显的患者可以服用止痛药，必要时进行患侧精索封闭，具有强化的止痛、消肿、促进局部血液循环的作用。对于慢性睾丸炎，主要采取对症治疗，包括局部理疗、热敷、精索封闭等。

（2）抗菌药物与激素类药物：对于细菌性睾丸炎患者全身使用抗生素治疗具有明显的效果，对于其他种类的睾丸炎的治疗效果要差一些，但是也可以预防继发性感染。最好选择静脉给药途径，可以选择青霉素以及头孢类抗生素，也可以选择喹诺酮类抗生素。一般应用1~2周。

在疾病的早期，由于产生睾丸炎症临床症状的主要原因可能与睾丸的自身免疫损伤有关。因此建议在有效控制感染使用静脉途径给以抗生素的情况下，同时小量、短期地配合应用糖皮质激素，具有良好的止痛作用，并可能有效地控制睾丸的自身免疫性损伤，在很大程度上避免了治疗1~2个月之后可能出现的不同程度的睾丸损伤，保护睾丸的生精功能。

（3）手术治疗：当睾丸形成脓肿时，需要切开引流或清除病灶；睾丸萎缩破坏严重者，可以进行睾丸切除手术；慢性睾丸炎患者睾丸硬化萎缩可以进行睾丸切除，并同时进行病理学检查。

经过及时有效的治疗，绝大多数急性睾丸炎患者可以得到迅速控制和治愈，损伤可以通过肉芽组织和纤维化修复；另外一些感染可能以长期的活动性进程和慢性睾丸附睾炎的形式持续存在；少数患者可以发生睾丸萎缩，个别转变成慢性睾丸炎。

# 47. 男人？女人？性别角色的错误判断带来的麻烦

有这么一个"男"人，生下来的时候可以见到会阴处有小小的类似阴茎样的东西发育，父母就按照男孩子养育，户口本上也清楚地注明社会性别是男性。比

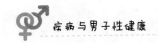 

较麻烦的是每次尿尿都要蹲下来，否则就会尿湿了裤子，并因此遭遇到村里同龄孩子的笑话，家里人也觉得奇怪，但由于当地的医疗卫生水平条件有限，也没有弄明白到底这个孩子怎么了。

到了该娶妻生子的年龄，顺理成章地"他"也"混"上了一个老婆。但是，由于房事不能"有所作为"，婚后不久就与妻子分道扬镳了。再次处对象不久，在女友的督促下，"他"主动到省城大医院接受了医学检查。体格检查没有发现有明显的阴茎和睾丸样器官，却发现了异常增大的阴蒂，发育不良的阴道，但却从来没有月经。化验的结果令其大吃一惊，染色体结果显示为46，XX，明显是一个女人的遗传特性，是属于比较少见的假两性畸形。手术恢复了本人的自然属性。看来，在以往的生活中，家人将其异常增大的阴蒂当作是阴茎，因此一直按照男孩子来养育。

此后不久，为了躲避周围邻居和亲朋那些带有好奇和惊讶的目光，恢复了真面目的"她"开始不断地搬家，调换了许多次工作，客观上造成了巨大的心理压力，也确实为了适应新的性别角色痛苦了许久。最终，在共同的工作中，与一个深爱"她"的男人结婚了。

其实，家长只要早一点仔细观察孩子的发育，就不会造成这样大的误差，尽早确定孩子的性别，也不会给"当事人"带来那样严重的精神心理创伤。在不能准确确定孩子的性别时，进行染色体检查，确定其遗传性别，结合生殖器官的发育特征，就可以彻底明确孩子的性别，并使其尽早向一个明确的性别方向发展，可以免去了成年后的许多麻烦。尽管这样的人中的绝大多数生育将存在问题，但这并不应该影响其建立自己的家庭和性生活。

# 48. 不生育让男人的性能力每况愈下

如果你曾经渴望通过婚姻来获得合法的性生活权利，期望可以扔掉避孕套而放心地进行性交，你能够想象得到，性生活可能会因为不生育而变得毫无情趣，且让人感觉如此麻烦，甚至可能成为某种严重的精神负担吗？

男人不生育通常不会对男人的性功能造成任何明显的影响，当然也不应该影响到不育夫妇间的性生活。但实际情况往往是由于不生育，给夫妇双方都带来了不同程度的不良心理影响，而男人在此过程中也难以幸免。首先，眼看着别的人家添人进口，而自己却难以使妻子怀孕的沮丧心情都可能使男人对性生活的兴趣大受影响；为了增加可能的受孕机会，男人更愿意选择在家里"频繁地"进行性生活，尤其是需要在月经周期的中期的某个时刻进行性生活以增加妻子的怀孕机会，这种过分紧张焦虑的心情对性能力的充分发挥极其不利，也是诱发各种性功能障碍的潜在因素；求子的迫切愿望使他们可能对性活动产生强烈的兴奋性，但是随着时间的推移，仍然难以满足心愿，性活动的热情也会渐渐地淡漠了；为了明确不育病因，男人要接受生殖器的检查，将自己最难以"见人"的私处面对医生，还需要多次地有那么几天的节制性生活，以便能够使男人的精液可以符合检验的要求，这对一些男性来说严重地侵害了自己的隐私，自尊心会因此受到很大的伤害。此外，男人会感觉到自己的夫妇生活虽说是隐秘的，却也总被别人窥察着，因而感到一种强烈的压力，仿佛自己成了一匹种马，让人颇感不快，从此性生活不能像以前那样感到愉悦，变得难以勃起也就很好理解了。

许多不育男性在没有解决这种暂时的迫切生育任务时，无暇顾及其他的问题（包括性问题），并可能将不生育的部分原因归咎于性能力不够"充足"，因而对性产生恐惧、痛心、责难、失望等情绪。此外，过度看重生育问题，使性生活的正常规律丧失，可能刚好是造成部分患者不育的重要原因，这方面的例证是很多的。

对于一个具体的事件，如果你把它当作是娱乐的时候，你会用心地去体验其中的欢愉和美好；如果你把它当作任务或工作的时候，你必须去按时完成它，这时候就不再具有娱乐的成分，或者使娱乐的成分大打折扣了。

性生活的道理也是如此。为了爱而去进行的性活动，具有爱的甜蜜和甘美，并可以密切你与爱人的感情。当你的性生活变了味道，只是为让妻子怀孕而进行

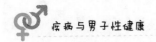

性生活时候，你就会感到做爱不再是使你们夫妻更亲密和接近的手段了，因而也就变得不再有趣了，尤其是你必须在固定的某一天或某几天以某种固定的姿势进行性生活，以表示你为了生育而尽到了"责任"，无论你的身体或心情是否"允许"。此时的性生活已经没有了性爱的成分，而变为了单纯为了生育而不得不进行的性交。因而，勉强的性交明显地减少了欢娱的成分，而更多的是责任和义务。

天长日久的这种"勉强"行为，必然造成对性的淡漠和厌倦，因此而影响到性的正常发挥，并最终成为各种性功能障碍的导火索。

# 第三章
# 生殖系统的感染性疾病

# 1. 性病为性生活亮起了红灯

　　一些男人，为了寻找性爱的刺激，不惜以身体健康为代价，"冒险"寻求婚外性行为或性淫乱，并因此而招致性病，使得他们却因此而远离了性爱，说起来也许是上帝对他们的惩罚。但是许多男人对于性病的特点还不完全清楚，也难以区分一般的感染或炎症与性病的区别。那么，下面的一些临床症状可以初步帮助男人分辨是否自己已经不幸地感染了性病：当阴茎流出白色或黄色分脓性泌物、包皮阴茎头出现溃疡、生殖器上长了许多大小不一的疙瘩、生殖器上出现水疱、腹股沟淋巴结肿大等情况时，应当立刻停止性活动，因为以上各种症状都可以显示你可能患有性病，应立即去看医生，并因此可以获得确诊。

　　所以一方得了性病时，除了与配偶进行必要的"性隔离"外，还要注意自己的日常用品，例如毛巾、脸盆、被褥等与家人分开。已被污染的用具，可用肥皂水冲洗、开水煮烫、阳光暴晒及喷洒消毒液等方法杀死细菌。

　　有些性病不但能通过性行为传播给配偶，眼泪、汗液、精液、唾液、血液等都有可能作为传播途径，所以在没有治愈之前，是绝对不能再有性生活的。当然，每一种性病的发病过程、病程长短、症状表现及治疗方法是不同的。例如，淋病性尿道炎的治愈不是单纯看症状的消失（尿道内不再往外排脓了），而是要反复作尿道脓液或分泌物涂片细菌学检查，要到脓液消失，每隔1周进行1次淋球菌培养，至少2～3次没有发现细菌才能算治愈。由此可见，每一种性病的治愈标准是不同的，何时恢复性生活，要得到医生的指导。

　　需要提醒男人的是，性病的传播途径主要是性的直接接触和间接接触，性病特别"钟情"于性淫乱者。性病既然来自性淫乱，治愈后切忌旧病重犯，否则依然会再次感染。预防性病的最佳方法是做好中间环节，即切断传播途径的工作，这主要包括：杜绝不洁性交，不要和陌生人有肌肤之亲（接吻、做爱、口交、肛交等），在公共场所注意卫生，不随便用一些公共的毛巾、浴缸、马桶等，在家招待客人也要注意不要物品混用，出门在外时注意宾馆、旅店的卫生条件，常备一些消毒药物毛巾、浴缸、马桶等，以备外宿后用之沐浴，特别是清洗生殖器。

# 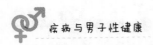 2. 性传播疾病对生殖健康有何影响

性病是指由性接触而传染的疾病。传统的性病只有梅毒、淋病、软下疳及性病性淋巴肉芽肿，现代医学把这四种病归属为"经典"性病。然而，在全世界范围内，性病的发生随社会的发展而逐年增多，并且因受到"性解放"的影响，与性接触有关的疾病也日渐增多。在这种情况下，世界卫生组织于1976年就把性病概念予以扩大，命名为"性传播疾病"（STD），即由性接触而传染的疾病，除了四种经典性病外，还有非淋菌性尿道炎、艾滋病、尖锐湿疣、生殖器疱疹、阴部念珠菌病、阴虱、疥疮、乙型肝炎等20多种疾病。

所有的性传播疾病都会危害人类的生殖健康，包括对想要怀孕的夫妇和胎儿。其中以较为少见但病情较严重的经典性病患者影响最大。

（1）梅毒：是由梅毒螺旋体引起的，它不仅能引起外生殖器局部病变，还能通过血液侵犯全身的各组织器官。在女性除侵犯内外生殖器官外，也可侵及下丘脑、垂体及卵巢，使生殖轴功能低下、排卵障碍或因梅毒侵犯子宫、输卵管、阴道等器官致使器官失去正常功能；即使治愈后其功能亦难恢复正常，均会造成不孕。若妊娠期感染梅毒，通过胎盘和脐带感染胎儿，可引起死胎或早产，或引起新生儿先天性梅毒，致使小儿夭折或残疾（小儿梅毒性耳聋、痴呆等）。

（2）淋病：是由淋病双球菌引起的，女性感染后常表现外阴炎、尿道旁腺炎、前庭大腺炎、阴道炎及宫颈炎，急性期常有尿痛、尿频、尿急、排尿困难等

症状。若治疗不当或不彻底，淋菌继续上行感染引起子宫内膜炎、输卵管炎、盆腔炎，造成瘢痕、粘连以致输卵管伞端闭锁、积水，造成不孕不育。若孕妇感染了淋病，通过产道分娩婴儿会引起新生儿淋菌性眼炎，若不及时治疗会导致失明，还会引起新生儿淋病。

（3）性病性淋巴肉芽肿：病原体为沙眼衣原体，病初期为外阴疱疹性小溃疡，易自愈，多不被发现，经淋巴扩散；侵犯盆腔淋巴结及子宫旁组织及会阴、肛门、直肠周围的淋巴组织时，由于局部溃疡、子宫腔变形、输卵管闭锁、卵巢变形、阴道狭窄，甚至发生瘘管或瘘孔，影响其正常功能，导致不孕不育。

（4）软下疳：由杜克雷杆菌引起，在女性患者主要侵犯阴唇、前庭后联合。其特点是溃疡剧痛，边缘不规则易出血，有大量脓性恶臭的分泌物，使精子的存活率低下而导致不孕不育。

（5）艾滋病：是由人类免疫缺陷性病毒引起的传染病，男子感染后精子质量下降，导致不育。孕妇感染后，通过母婴传播可发生宫内感染、亦可通过分娩及哺乳传播，但多数为宫内感染。先天性感染艾滋病病毒的胎儿症状是生长停滞、小头、头脸异常、两眼间距宽、眼裂向下斜、前额宽大呈盆状突出、鞍鼻、厚嘴唇等。

（6）生殖器疱疹：由单纯疱疹病毒感染，可经胎盘传播及产道感染，若在胚胎处于器官形成期感染则可致流产、畸胎、智力障碍及低体重儿，孕末期胎儿出生后可致各种感染发生，特别是败血病、肺炎、脑膜炎等。

（7）尖锐湿疣：通常认为新生儿外阴尖锐湿疣是因与母亲产道接触而感染传播，但也不排除经胎盘感染的可能性，故妇女感染可传给婴儿。主要表现为新生儿、外生殖器及喉头乳头瘤病，日久可转变为癌。

其他性传播疾病，如滴虫性阴道炎、非淋菌性阴道炎、霉菌性阴道炎、阴虱等等，妇女感染后会引起阴道炎、宫颈炎、子宫内膜炎、输卵管炎、卵巢炎甚至盆腔炎，若治疗不及时或不彻底均可造成不孕。

综上所述，性传播疾病患者不但会危及自己的健康，也会危及胎儿的健康。因此，奉劝打算生育的夫妻，在性传播疾病没有彻底治愈前，最好不要冒险生育。

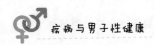
# 3. 那次外遇，让他射精越来越难

 一次外遇，招致不能射精

　　近来，妻子已经多次向小赵提出"抗议"，还告诫他做人不要那么自私，为了保养自己而忍精不射太过分了。这让小赵百口莫辩。

　　事情的原委还要追溯到新婚后不久，小赵参加同学生日的"狂欢"聚会，被安排了一次"特殊服务"。事后3天即出现了尿道红肿，并有大量的脓汁自尿道口排出。小赵暗自庆幸好在自己对药物治疗很敏感，"一针"下去，脓汁就烟消云散，也没有继续吃药。虽然此后也有几次反复，但都有惊无险，平稳度过，简单吃点药就以为控制住了。谁知道过不久，小赵发现自己排尿渐渐变得不如以往那么畅快，最难以向妻子交代的是射精越来越难，精液也越来越少，到后来尽管自己仍然可以有高潮，却再也不能射精了。难道上帝的惩罚会来的这样快吗！妻子已经多次明确表示不满。为了平息妻子的怨愤情绪，也为了搞个清楚明白，给彼此一个说法，小赵瞒着妻子走进了大医院。

 尿液化验，验出逆行射精

　　在详细询问病情并进行必要的体格检查后，医生为小赵打开了取精室的房门，告诉他可以通过手淫的方法达到高潮，如果手淫有困难也可以让妻子帮忙解决，在达到高潮后留取尿液化验检查。很快，尿液的检查结果出来了：满视野的精子。随后，医生给小赵的会阴及尿道外口消毒，自尿道外口插入尿道探子失败。最后，进行了膀胱尿道造影检查。

看到化验单的结果和造影片子，医生下了结论：尿道狭窄引起的逆行射精。

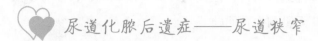

## 尿道化脓后遗症——尿道狭窄

小赵百思不得其解，急切发问："逆行射精是怎么回事？我怎么会逆行射精呢？"

医生告诉小赵，逆行射精是指在性生活过程中，尽管男性可以有性高潮及射精感，但膀胱颈开放，精液走了"后门"，全部自后尿道逆流入膀胱而不从尿道口射出。逆行射精的病因比较复杂，包括先天性和后天性的众多因素，就小赵的情况而言是比较明确的：由于尿道的化脓性炎症没有得到完全有效的控制，引发严重的尿道狭窄而造成逆行射精。

尿道的化脓性感染，例如淋病奈瑟菌（即淋球菌）、结核杆菌、金黄色葡萄球菌感染以及非特异性的炎症性疾病，都可以造成尿道黏膜的损伤和纤维组织增生修复，常导致尿道狭窄。轻度的尿道狭窄患者可能感觉不到它的存在；中重度的尿道狭窄则可导致不同程度的排尿困难、尿线变细、尿中断、尿滴沥等症状；严重者可能因长期排尿困难出现膀胱功能障碍，表现为残余尿和尿潴留，膀胱出口也容易变得松弛。小赵的尿道狭窄比较严重，必然会对经由尿道的排出物产生妨碍。性生活过程中，排出的精液由于遭遇到"前门"的明显阻碍，就只好寻找其他的出口，于是在后尿道内东奔西窜，最终自然而然地发现了膀胱出口这扇"后门"，逆行射精由此发生。

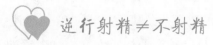

## 逆行射精≠不射精

小赵非常沮丧："我刚结婚，不射精还能有孩子吗？"

医生解释说："尽管表面上看起来，逆行射精与不射精的患者在性交过程中都无精液排出，但它们是完全不同的两回事：不射精者往往缺乏性高潮，在性生活后没有精液射出，离心尿液也不能发现任何精子存在的证据；逆行射精者则有性

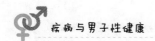

高潮，手淫或性生活后排出的尿液内含有大量的精子。对于逆行射精者，只要改变排精通道'前门遇红灯'、'后门开绿灯'的状况，自然可以恢复性交时的正常排精，不会因此而影响生育问题。"

 ### 尿道探子，探开射精"前门"

"那么，应该怎样才能恢复正常射精呢？"小赵紧接着提出了这个问题。

医生告诉小赵，逆行射精的治疗主要包括病因治疗和对症治疗两种。既然尿道狭窄是引起小赵逆行射精的主因，那么，去除尿道狭窄，开放排精的"前门"，就可以基本解决问题。所用的基本治疗方法是定期到医院进行尿道探子扩张尿道，开始时每周扩张一次，探子的周径将逐渐增加，直至比较满意的周径。另外，药物治疗可增加交感神经对膀胱颈的控制力，提高其张力，关闭"后门"，也有助于防止精液逆流。

经过近半年的治疗，小赵果然逐渐恢复了正常射精。

## 4. 哪些性行为易患上性病

性病主要是由性接触而传播的，因此，一切性乱行为都可促使性病的传染蔓延，包括婚外性行为、强奸、乱伦、性虐待、卖淫、嫖宿、同性恋和淫乱等行为，都可增加性病传播的机会，尤其是卖淫、嫖宿、同性恋和淫乱的危害更大。

卖淫、嫖宿实际上是一种商业性男女乱交，卖淫妇女和嫖客是性病的高危人群，是性病传播的很重要传染源。因为这些卖淫妇女通过性乱把性病传染给嫖客，而嫖客染有性病又传播给新的性伴侣或其配偶，不但在社会上，而且在家庭中造成传播。因此，性病传播蔓延的程度与卖淫妇女数量的消长紧密相关，尤其是娼妓、嫖客患性病的情况与性病传播更有直接的关系。同性恋也可促使性病在同性传播蔓延，男性同性恋之间通过肛交，男子精液进入同性的肛管，不但可发生精液过敏而引起免疫功能的变化，而且还会增加性病传染的机会，与艾滋病的发生关系密切。

# 5. 致命的性诱惑与男人的性病有关系吗

性是人们茶余饭后所津津乐道的话题，也是男人们所十分钟爱和看重的生活必备。俗话说：饱暖思淫欲。男人们尽管为了生活的"艰辛"而要付出太多的考虑，但性问题仍然理所当然地成了他们生活中不可或缺的项目。那些收入颇丰的白领男人，尤其是现代的富豪们，对性的追求可能还要付出相当的考虑和努力。但是在现实生活中，对于性的满足既让男人们愉悦，同时又害怕受到性病的伤害，性病成了他们挥之不去的阴影，让众多的男士望"性"却步，甚至于经常外出的男人们还要想尽办法来寻找"安全"的性，并远离"性"的骚扰。

性病误诊是经常发生的，并成为医患医疗纠纷的重要导火索。根据北京青年报的消息：国务院艾滋病协调委员会办公室专家调研组曾经对我国部分省进行调查发现，许多性病诊所与性病门诊暗中已被私人承包，而被承包的诊所、门诊很多存在欺诈行为。有统计显示，在 24 个省 1516 家公立医疗单位开设的性病门诊中，有 63.3% 的性病门诊被私人承包，其中预防保健、康复中心等单位被承包的比例为 77.1%，卫生防疫站与皮肤性病防治所被承包的比例为 67.5%。个体承包性病门诊的结果就是"赢利至上"，我国个别地区的性病门诊患者几乎都被诊断为"非淋菌性尿道炎"，这其中绝大多数属于误诊。

男性对性病的恐惧有时甚至比疾病本身带给男性的影响更加巨大，并因此可以让男性倾家荡产和一蹶不振。对性病的恐惧最初来自于不洁性行为，或者在患有性病后所产生的各种紧张、焦虑、神经质，这些都与缺乏简单的医学常识有关，再加上江湖游医的推波助澜，而造成患者更大的恐惧，最终将会使部分男性

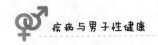 

出现不同程度的精神症状。

产生这种性病恐惧的原因主要包括：①无缘无故地担心自己被性病患者传染而不愿意与外界接触，怀疑自己已经染上了性病而乱投医，治疗后仍然害怕自己的性病传染给别人而坚决回避性生活；②一旦出现某些不舒服等症状就给自己安置了大量的性病诊断，且不愿意相信正常的检查结果，而宁愿相信自己有病，即使所谓的"性病"已经治愈后，仍然要求长期继续治疗；③对某些检查结果的理解有问题而产生误解，例如溶脲脲原体阳性不一定是具有致病性的，且与取材、检验方法等许多因素有关，可以出现假阳性和假阴性结果；巨细胞病毒和疱疹病毒抗体 IgG 阳性仅表明既往感染过该病毒，而并不一定是活动性感染或新近感染，而多数人都感染过该病毒，几乎都可以出现 IgG 阳性结果，当然它也不可能成为需要治疗的指征；④精液或前列腺液内出现白细胞是很正常的现象，只要在正常范围内就可以，而有些人坚持要彻底清除这些体液内的白细胞才放心，但结果是既浪费金钱，又徒增烦恼；⑤一旦患有性病，认为是见不得人的病，不敢大胆地走进正规医院，而愿意自己购买一些药物，或者寻求小诊所或江湖游医的帮助，也因此而开始了他们噩梦般的艰难求医征程。

## 6. 常见性病都有哪些基本特点

一些男性为了寻找性爱的刺激，不惜以身体健康为代价，"冒险"寻求婚外性行为或性淫乱，并因此而招致性病，使得他们却因此而远离了性爱，说起来也许是上帝对他们的惩罚。但是许多男性对于性病的特点还不完全清楚，也难以区分一般的泌尿生殖道感染或炎症与性病的区别。那么，下面的一些临床症状可以初步帮助男性分辨是否自己已经不幸地感染了性病：阴茎流出白色或黄色脓性分泌物，包皮阴茎头出现溃疡，生殖器上长了许多大小不一的疙瘩，生殖器上出现水疱，腹股沟淋巴结肿大等情况。此时应当立刻停止性活动，因为以上各种症状都可以显示你可能患有性病，应立即去看医生，并因此可以获得确诊。

另外，一方得了性病时，除了要与配偶进行必要的"性隔离"外，还要注意自己的日常用品，如毛巾、脸盆、被褥等与家人分开。已被污染的用具，可用肥皂水冲洗、开水煮烫、阳光暴晒及喷洒消毒液等方法杀死细菌。

有些性病不但能通过性行为传播给配偶，精液、唾液、血液等都有可能作为传播途径，所以在没有治愈之前，是绝对不能再有性生活与性接触的。当然，每一种性病的发病过程、病程长短、症状表现及治疗方法是不同的。例如，淋菌性尿道炎的治愈不是单纯看症状的消失（尿道内不再往外排脓性分泌物），而是要反复作尿道脓液或分泌物涂片细菌学检查，要在脓液消失后，每隔 1 周进行 1 次淋病奈瑟菌培养，至少 2~3 次没有发现细菌才能算治愈。由此可见，每一种性病的治愈标准是不同的，何时恢复性生活，要得到医生的指导与许可。

许多人都有过这样的感觉，某些疾病一生中只患一次，就可以终身获得不再感染的免疫性。对于某些疾病，如天花、甲肝等的情况的确如此，但是性病多数是没有免疫性的，已经患有过淋病、梅毒、尖锐湿疣等疾病的男性，在与该病患者再次接触后，仍然可以感染而发病，甚至可以同时患有多种性病，例如淋病患者可以合并梅毒、尖锐湿疣、非淋菌性尿道炎等。

对于性病的无端恐惧是没有必要的，但这绝对不等于患有性病也无所谓，许多性病对男性的身心健康影响还是非常严重的，应该给予充分的重视。

# 7. 如何科学地诊断"非淋菌性尿道炎"

当成年男性因为某些原因出现小腹、会阴等部位的疼痛不适、尿道口分泌物与排尿异常，给他们自己的直观感觉是：我可能患病了，而且是炎症感染性疾病。尤其是当这些男性有过外出住宿、不洁洗浴、不洁性生活史后，就更加担心自己可能患了性病。一些医生往往草率地给患者诊断为尿道炎，然后再根据尿道

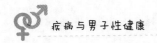 

分泌物进行"拭子"分析，检查淋病奈瑟菌和支原体、衣原体。发现淋病奈瑟菌的诊断为淋病，没有发现淋病奈瑟菌的诊断为非淋菌性尿道炎。总之，患者是逃脱不掉"性病"的诊断与治疗，而且要花费大量的金钱，但治疗效果往往不满意。尽管很多患者一再声称自己并没有不洁性生活史或不良接触史，坚决否认自己的"性病"诊断，但是他们又拿不出有力的证据来为自己开脱。

造成这种诊断比较混乱情况的原因多种多样，一方面在于多数医生对这两种疾病的认识有问题，不知道如何区分；另外一方面也不排除个别医生在经济利益的驱动下人为地误诊误治。此外，诊断方法的不准确（包括取材和实验技术等）也是造成误诊的重要原因。我国个别地区的性病门诊就诊患者几乎都被误诊为"非淋菌性尿道炎"，其中绝大多数属于慢性前列腺炎/慢性骨盆疼痛综合征范畴，而非淋菌性尿道炎成了"性病""难以治愈"和"需要花费大量金钱"的代名词。

非淋菌性尿道炎是按照性病分类管理的，在人们的印象中往往与不洁性生活史密切相关，是人们十分敏感而又恐惧的"性病"，具有传染性，而且认为是"很费钱"又难以治愈的"顽疾"。非淋菌性尿道炎是由淋病奈瑟菌以外的病原体引起的尿道的炎症性疾病，主要病原体包括支原体、衣原体、细菌、真菌、滴虫、病毒等，多数学者认为主要病原体是溶脲脲原体和沙眼衣原体，占非淋菌性尿道炎病原体的 70% ~ 80%。由于非淋菌性尿道炎也可以具有尿频、尿急、排尿疼痛等排尿异常症状以及尿道肿痛、尿道口分泌物，有时与慢性前列腺炎鉴别十分困难。但是慢性前列腺炎与非淋菌性尿道炎的治疗原则是不同的，它们的转归和预后是不同的，而且它们对患者的精神心理影响也明显不同，所以明确区别两者具有重要的意义。

诊断非淋菌性尿道炎要十分慎重，不要轻易给患者冠以"性病"的诊断，即或是最终确诊为非淋菌性尿道炎，也不应该过分渲染其危害来恐吓患者，增加患者的心理负担。事实上，非淋菌性尿道炎不是不可战胜的，也不会造成患者的巨大经济负担。

实际上，慢性前列腺炎和非淋菌性尿道炎的诊断都是应该采用"排除性"的原则进行，在除外其他的一切疾病之后的一种"缺陷性"诊断。在可能同时存在慢性前列腺炎和非淋菌性尿道炎的情况下，考虑到非淋菌性尿道炎对男人精神心理方面的巨大压力和打击，是应该最后给出诊断的。我们在诊治非淋菌性尿道炎和慢性前列腺炎过程中积累了一些自己的经验，供临床工作中参考。

确诊非淋菌性尿道炎应该包括如下几个方面：①近期应该有不洁性生活史或不良接触史；②具有明显的临床症状，例如尿频、尿急、排尿疼痛、尿道肿痛、尿道口分泌物等；③采用敏感可靠的方法，在患者的尿道分泌物或前列腺液内可以检测到淋病奈瑟菌以外的其他病原体或致病微生物，如溶脲脲原体、沙眼衣原体、真菌、滴虫等，并且实验结果可以重复，多种检测方法的结果一致，或者连续2次以上检查的结果一致；④应该除外所有的其他疾病，尤其应该除外慢性前列腺炎；⑤如果化验检查证明患者体内存在支原体或衣原体，有针对性地用药治疗，一般选择多西环素、米诺环素或阿奇霉素等治疗一个疗程（2周或15天），应该获得满意的治疗效果。

尽管很多医生认为支原体与衣原体是非淋菌性尿道炎的罪魁祸首，并坚持将其彻底消灭才是非淋菌性尿道炎的治愈标准，但是往往在大量应用抗支原体与衣原体药物后，可以使患者的化验检查结果转阴（也有一些患者始终或反复出现阳性的检查结果），但患者的临床症状一如既往，甚至可能有所加重。这固然与大量应用药物的可能毒副作用有关，也与患者久治不愈所造成的精神上的沉重负担有关。

我们的见解是：①明确检查结果是否可靠，必要时可以采用多种方法或者多次检测相应的病原体，观察检测结果的稳定性和可重复性。目前国内各个实验室检测支原体与衣原体时取材的来源和量还没有统一，实验方法也很多且没有规范化，因此实验结果并不十分稳定，假阳性与假阴性结果十分普遍。②即或患者体内肯定存在支原体与衣原体，也不一定是具有致病性的，可能只是健康携带者。因为支原体与衣原体在人类中广泛存在，它们本身又可以划分为很多型与亚型，其中绝大多数的型与亚型是不致病的。根据研究报道，在健康人群中，支原体的携带率可达4%～22%，而衣原体的携带率也在5%左右，而在某些特殊人群中可能更高，如我们检测男性不育患者的精液溶脲脲原体携带率可达40%左右，可见

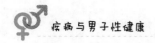

两者的健康携带率是很高的，但是我们不能够因此断言有如此高的非淋菌性尿道炎或性病患者。③一般来讲，致病性的支原体或衣原体往往对敏感抗生素治疗十分有效，因为耐药的支原体或衣原体还十分少见。如果治疗效果不佳，非淋菌性尿道炎的诊断就不一定成立，可能应该重新寻找病因。所以诊断非淋菌性尿道炎往往是回顾性的。

## 8. 淋病是怎样一种疾病

"淋病"现在可是一个十分流行的词汇，就如同该疾病到处泛滥一样，大街小巷随处可见其招牌。大多数男性可能或多或少对淋病都会有些印象，尽管这种印象会让人不太愉快，并可能带给一些男性太多的痛苦和无奈。尽管种类繁多的抗生素的问世使得淋病的并发症大大减少，但仍然有部分男性无论是在生理上，还是在心理上，始终难以完全摆脱淋病的阴影，甚至导致夫妻反目、家庭解体。

淋病是由一种肾型的双球菌—淋病奈瑟菌感染而引起的，这种细菌的耐受性特别差，在外界难以存活，却可以在人体内快速繁殖，尿道黏膜是这种细菌的良好温床，并通过性交传播，所以主要在"性"情中人之间广泛传播，是不容易灭绝的传染性性病。

在淋病奈瑟菌入侵人体后，男性一般在 2～7 天出现症状，主要有尿道组织肿大和过敏，排尿时出现疼痛、灼热和瘙痒，尿道口依次出现蛋清样、浓褐色、脓黄色或黄绿色脓性分泌物，有时脓性分泌物内可以带血，并引起包皮和阴茎头红肿。尿道分泌物涂片染色后显微镜下检查，或培养分离淋病奈瑟菌，是诊断的最直接和最常用的方法。

淋病的治疗是所有性病中效果最满意的，因为人类已经掌握了攻克淋病的法宝：有效的抗生素治疗。青霉素是最原始、最便宜的抗生素，可以杀灭绝大多数的淋病奈瑟菌，但是由于抗生素滥用和病原体变异等原因，耐青霉素的淋病奈瑟菌逐渐增加，给治疗带来了一定的难度，可以应用更高级的抗生素，例如头孢曲松钠等一大批新型抗生素来有效对抗。一般进行强化治疗 1～2 周可以将淋病奈瑟菌肃清，但是为了稳妥起见，还是应该在间隔一定的时间连续进行 2～3 次的培养，仍然没有找到淋病奈瑟菌才认为彻底治愈，以免淋病奈瑟菌卷土重来。由于 80% 的女性淋病患者往往不典型或没有明显症状而容易忽视，可以成为男性患淋病的重要传染源，应该同时给予有效的治疗。

治疗不及时、不得当或拒绝接受治疗，可以让淋病转变为慢性过程，并可以波及周围的无辜"邻居"，引起淋菌性前列腺炎、睾丸附睾炎、输精管炎、尿道狭窄等，并可以在酗酒、大量食用辛辣食物、过度疲劳等情况下再度转变为急性病情。

预防淋病的关键之道是洁身自好，注意个人卫生，避免不洁性行为等。

# 9. 生殖器上的"菜花"样小疙瘩是什么病

由于多数的尖锐湿疣生长快速，使得外观像菜花一样，因此而成为男性生殖器部位"不祥之花"。是由乳头瘤病毒感染所致，适宜于生长在阴暗潮湿的不洁环境，传染性很强，主要通过性交传播，间接感染的男性也偶有报道，但比较少见。潜伏期（从感染到发病的时间）较长，3 周～9 个月，平均 3～4 个月，因此使得许多"性"情男性在发病后才追索到自己许久以前的不洁性经历。

尖锐湿疣最初表现为生殖器部位的小突起，不疼、不痒、不溃烂，也没有分泌物，但是生长迅速，自体扩散也很快速，可以让"菜花"迅速遍布男人的阴茎头、包皮、阴茎、尿道、阴囊、甚至肛门周围。体积过大和存在时间较长的尖锐湿疣的表面细胞容易癌变，常可以形成鳞状细胞癌而倍受医生和患者的重视。

在皮疹很小的时候不太容易准确判断是否为尖锐湿疣，等到增长到一定程度，医生和患者自己都可以比较容易地获得诊断。

治疗方法是当机立断地祛除疣体，并提高机体的免疫功能来增强机体主动排斥病毒的能力，毕竟最终战胜疾病、防止复发的作用是来自于机体的免疫清除病毒的能力。①局部涂抹烧灼剂，如氟尿嘧啶、竹叶草酯等，开始用较稀释的烧灼液涂抹于患处，然后逐步增加浓度，并让药液在局部尽量停留较长时间，可以使"菜花"在 2 ~ 4 天内脱落，但是尽量不要接触到正常的皮肤黏膜，以免伤及无辜；②对于较大的疣体，应该采用手术切除或激光、电刀、液氮祛除；③口服抗病毒药物有一定的效果，可以减少并减轻疣体的大小及波及范围，以及可以减少病毒的复制，但是对于已经形成的病毒是没有作用的；④干扰素、胸腺肽等提高免疫功能的药物可以选择性使用。

由于尖锐湿疣的传染性较强，预防感染就变得十分重要。男性要养成良好的卫生习惯，穿宽松的内裤以保证局部的良好"通风"，保持会阴部的清洁干燥，尤其是在性生活前后，可以让引起尖锐湿疣的病毒没有"安身"之处和"定居"的时机。由于该病毒主要通过局部的破损皮肤黏膜进入机体，性交时尽量避免粗暴的或怪异的性行为，减少局部组织黏膜的破损机会，可以让该病毒无缝隙可钻。

# 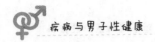 10. 如何面对反复复发的生殖器疱疹

生殖器疱疹是由于 II 型疱疹病毒所引起的性病，潜伏期（从不洁性接触到发病时间）一般为 3 ~ 7 天。首先是在生殖器的局部皮肤上出现密集的小水疱，这些水疱逐渐地融合并破裂，内容物溢出，然后局部干枯结痂，逐渐痊愈。

最初患过生殖器疱疹的男性可能会沾沾自喜，因为不经过系统治疗，甚至不治疗者仍然可以在 1 周左右"痊愈"。但是随后的反复发作，让这些男性坐立不安、焦急万分。而且这种复发可以不定期地出现，有难以"断根"的趋势。这主要是由于该病毒可以在人体脊椎内的神经结内隐藏，并因此而避开了机体免疫功能对其的排斥作用。况且我们人类还没有太有效的办法来对付病毒感染。许多

"根治""包治"疱疹的广告多是欺骗性宣传，让急病乱投医者耗费了大量的金钱，同时也加剧了内心的焦虑和恐惧情绪。

但在一般情况下，生殖器疱疹并不会给男性带来太大的麻烦，它不痛不痒，不容易引起任何并发症和后遗症，且只有在水疱破溃的时候才具有一定的传染性（此时需要回避性生活）。所以，男人千万不要因此病而觉得自己不干净，也没有必要惶惶不可终日，更不必因此而拒绝夫妻生活或结交异性朋友。

此外，生殖器疱疹的复发也不是完全没有规律可遵循的，它往往是在人体的免疫功能低下或遭到损害时出现，如酗酒、熬夜、过度劳累、过度日射（中暑）、食物过敏等情况下出现，并可以有先驱症状，例如头痛、局部感觉异常等，可以预先采取一些措施，例如提高机体的免疫功能，适当服用抗病毒的中西药物和镇静剂等，来延缓发病和再发的时间间隔，一直等到机体将全部病毒彻底清除干净后，就可不再遭受生殖器疱疹的折磨了。

# 11. 如何战胜忽隐忽现的梅毒

喜欢涉足花街柳巷的男人们，常常会在片刻的"寻欢作乐"之后对自己身体上发生的某些变化（尤其是皮肤出现溃疡或破损）很敏感，并会有一大堆疑问，如生殖器皮肤有破损是否患了"脏"病？与梅毒有关系吗？如何预防和处理？等等。

梅毒是由一种非常微小的梅毒螺旋体引起的性病。该病原体主要是通过破损的皮肤黏膜感染人体，也可以通过完整的黏膜组织进入人体。它可以在人体内潜伏 10~90 天（平均 3 周），然后在感染部位（多发生在生殖器上）出现硬结，不疼痛，可以逐渐破溃，表面出现脓性分泌物，并可以结疤而"痊愈"，此为一期梅毒。但是，未经过系统治疗的患者，梅毒螺旋体可以隐藏在局部，等待适宜的时机向人体发起再次攻击。患者还可以出现疲乏、头痛、发热等全身症状，但多不明显。

一期梅毒不经过治疗可以表面上"痊愈"，经过4个月左右进入二期梅毒阶段。此时可出现全身性的梅毒皮疹，表现为红色的小丘疹，不痛也不痒，皮疹也会彼此融合、溃烂而形成扁平湿疣。这也是人类有效控制梅毒的最后时机。经过数日到数周时间后，梅毒螺旋体引起的一系列征象可以完全消失，而转入攻击深部脏器。除了明显的全身皮疹外，患者还可以出现发热、胸闷、咽喉肿痛、脑膜炎、弥漫性秃发、虚弱、倦怠等症状，检查可发现全身淋巴结肿大、脑血管和脑神经病变。

二期梅毒在经过不同的时间后，有的可持续十几年后进入三期（晚期）梅毒阶段，梅毒螺旋体广泛侵袭人体的各个组织器官，造成脏器的溃烂和病变，并出现相应功能障碍，是让患者难以忍受的身心巨大折磨。

诊断梅毒主要依靠血清学（RPR）检测。但是一定要认识到，血清学反应一般出现在感染后的3周以后，况且也不是所有的感染人群都能够顺利地检测到阳性的RPR反应，毕竟人体产生抗体的能力和过程是不完全一致的，尤其是在酗酒、服用抗生素或其他药物，还可能干扰检测结果，所以一般检测都要间隔一段时间，连续进行2~3次。同时要注意，血清学检测RPR的假阳性结果也可能出现，要仔细判断，最好能够做特异性抗体的滴度测定，可以反映抗体的多少，这还可以作为治疗是否有效的重要指标。实际上，有经验的医生完全可以在特异性血清反应结果阳性之前获得诊断，主要是详细询问不良的性接触史、认真观察皮损的特点、通过皮损处分泌物在暗视野显微镜下直接查找罪魁祸首（梅毒螺旋体），并可以通过试验性药物（青霉素）治疗诱发的发热反应而获得早期诊断和早期治疗。

治疗首选青霉素，并且要坚持足量、长期治疗，一般最少要治疗3~6个月，并配合特异性抗体滴度的检测来观察病情变化，指导治疗疗程。

预防梅毒重在要预先对其有认识，尽量避免婚外性行为。对于性伴侣有发热、生殖器溃疡、淋巴结肿大、皮疹时要督促其接受检查，并坚决拒绝与其发生性关系。性交后进行排尿和局部的清洁卫生处理，可以将绝大多数附着在皮肤黏膜上的梅毒螺旋体冲洗掉。

# 12. 预防艾滋病有哪些基本措施

艾滋病是获得性免疫缺陷综合征（AIDS）的简称，是由于人类免疫缺陷病毒（HIV）感染所引起，感染 HIV 病毒后可能经过许多年以后才发病，病毒可以侵犯并破坏人体的免疫系统，使人体丧失对抗外界有害病原体侵袭的防御能力，使得许多平时没有致病性的正常菌群或致病性低的微生物都可以造成对人体的沉重打击，还可以产生许多与免疫低下相关的癌症，例如生长在肺部的卡氏肉瘤。到目前为止，人类对于艾滋病还束手无策，主要靠广泛的宣传教育，来让人们增强对预防艾滋病方法和重要性的认识。

（1）清心寡欲、洁身自好：日常生活中的许多途径还不容易传染艾滋病，例如与艾滋病患者谈话、握手、拥抱、咳嗽、喷嚏、游泳、进餐、同学、同工、亲吻等行为并不至于获得感染，而艾滋病病毒可以在精液和阴道分泌物中存在，通过性交而传染，并经过直肠、阴道、尿道或口腔侵犯人体。被动肛交是最危险的性行为方式。频繁更换性伙伴的人感染的危险性更大，所以洁身自好，不与陌生人发生性关系是预防艾滋病的首选方案，性乱者要克制自己放纵的性行为，情非得已、激情难耐的环境下不要忘记使用安全套，可以有效地降低艾滋病的传染发生率。

（2）尽量减少不必要的输血：输血和血液制品传播艾滋病是肯定的，并且在某个时期闹得沸沸扬扬。实际上输血不仅传播艾滋病，还传播其他许多传染病，例如病毒性肝炎。随着对鲜血员严格的筛查和检疫，血液制品会大大地提高安全性，输血也会变得不再那么危险了，但是尽量小心一点还是比较好的，可以明显减少被感染的机会。

（3）不共用注射器具和洗浴用品：静脉吸毒者也是艾滋病十分青睐的人群，主要在于毒瘾发作时的盲目地寻找使用毒品的器械（注射器），共用注射器的现

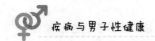

象十分普遍，这就造成了艾滋病病毒传播的机会。对于其他患者在使用注射器时也要提高警惕，不要随意地接受注射，更要留心注射器械的安全卫生问题。理发和公共洗浴时尽量使用一次性的安全用品，尤其是在身体有伤口或破损时就更加显得必要。

（4）尽量不要到艾滋病的高流行地区或国家：泰国素来有"色情观光圣地"和"性自由王国"的"美誉"，但是其艾滋病感染率也让人们刮目相看。非洲、美洲以及亚洲的其他一些国家和地区的艾滋病流行情况也不容乐观，尤其是那些贫穷落后的地区，艾滋病的流行更加猖獗。由于工作需要而不得不光顾这些国家和地区的白领男性一定要把握自己的"性"趣，避免犯下让自己和亲人都终身遗憾的错误。

（5）保持良好的免疫状态：预防感染性疾病在于自身免疫状态的增强和保持良好。克制自己的不良习惯，例如尽量不要使用麻醉药，拒绝毒品，积极参加体育锻炼，养成良好的饮食习惯。

# 13. 拒绝性病侵扰的绝招都有哪些

愈演愈烈的性病来势凶猛，许多皮肤病和传染病也往往与性病结伴同行，广为流传，它们首先攻击的就是那些频繁出差、交际广泛、频繁更换性伴侣的"性"情中人。性病病原体对抗生素的广泛耐药性让医生在某些性病面前也频频败阵，况且还有一些非常时髦的性病让现代医学束手无策，如艾滋病。所以，单纯依靠药物和现代医学并不能彻底遏止性病的发生和蔓延，预防性病的发生就显得非常重要了，再好的有效治疗性病绝招也不如不得性病，况且人类在与性病斗争过程中已经积累了丰富的预防性病经验。

（1）把握自己的"性"情，洁身自好：顾名思义，性传播疾病主要还是通过直接的不洁性接触造成的感染，尤其是对于那些频繁更换性伙伴或性淫乱的男性。从这个意义上讲，一夫一妻制的婚姻关系是最安全的。而那些"朝秦暮楚"、"寻花问柳"的男性更容易受到性病的青睐，性伴侣越多的男性遭遇性病的机会越多。所以，洁身自好，把握好自己的"性"情，是预防性病的第一关。

（2）尽"性"前要充分武装并仔细观察对方的身体状况：一"套"在手是健康安全的重要保障。避孕套，又叫保险套或安全套，是一种简单、方便、经济、容易为多数男女所共同接受的避孕方法，也是保证性情男女阻止性病病原体侵袭的重要关卡，尤其是在艾滋病肆虐泛滥的地区创建了预防疾病的奇功而大受欢迎，确实起到了名副其实的安全作为，给众多的"性"情男性保了险。

性交前或性交后立即适当服用广谱抗生素，可以在不同程度上起到预防性病的作用。例如口服磺胺类药物、四环素族类等药物，对于预防非特异性尿道炎、非淋菌性尿道炎、淋病、梅毒等有一定效果，但是还没有预防所有性病的万能灵药，尤其是对于病毒性感染疾病（生殖器疱疹、艾滋病等）是没有任何效果的。滥用抗生素还会给人体带来一些不愉快，例如药物过敏、耐药、肝肾毒性等。

在接触对方身体前，要一看、二闻、三触摸。察言观色可以看到性伙伴是否有皮肤病，尤其是生殖器部位的皮疹和溃疡，还可以看到对方是否有异常增多的分泌物；某些性病可以具有独特的气味，例如滴虫性阴道炎可以有刺鼻的腥臭味道；触摸对方的身体，可以感觉到是否有体温增高的迹象，而体温增高多表明合并感染或有疾病的危险性。

（3）尽"性"时要防止怪异和过激性行为：就像没有缝隙的鸡蛋是不会生蛆的道理一样，各种性病的病原体也是专门寻找人体的破损组织而见缝插针。口腔黏膜和直肠黏膜与阴道相比是比较脆弱的，容易受到伤害，故肛交和口交容易损伤局部的组织结构而诱发感染性疾病，当然也容易感染性病，应该尽量回避。过于粗暴的性行为也可以造成阴茎和阴道的损伤而诱发感染或性病，应该尽量避免。

（4）尽"性"后要立即清洁身体：性交后立即排尿，可以有效地将进入尿道内且还没有来得及感染黏膜的病原体冲洗掉，而且尿液也有一定的杀菌作用。立即用清水冲洗生殖器部位，可以将对方的分泌物连同残存的病原体冲洗掉。性交后用消毒液冲洗会阴的男性也不少见，但不太提倡。

（5）保持良好的免疫状态：免疫力是人体自然继承下来对抗外界感染的最有效武器，良好的免疫力可以部分性地阻止外界病原体对人体的侵入，并帮助人体彻底清除之。在日常生活中协调饮食营养配比，积极参加体育锻炼，不酗酒，不大量食用辛辣刺激性食物，以及不过度劳累等，都有助于维持人体免疫系统功能的良好。

（6）关注医学新技术的发展，期待有效的疫苗接种：许多传染病都有疫苗供人类使用，并因此而控制或灭绝了相应的疾病，但是对于性病的疫苗还没有或者临床应用效果还不满意，所以短期内还难以让男性随"性"所欲地进行放心、安全的性生活，男性必须把握好自己的"性"情和性行为。

总之，万恶"淫"为首。男性只要在"性"问题上坚持原则，坚决管住自己的生殖器和原始的性欲念，就可以百毒不侵，安享"性"福生活。需要提醒男人的是，性病的传播途径主要是性的直接接触和间接接触，性病特别"钟情"于性淫乱者。性病既然来自性淫乱，治愈后切忌旧病重犯，否则依然会再次感染。预防性病的最佳方法是做好中间环节的管理，即切断传播途径的工作，这主要包括：杜绝不洁性交，不要和陌生人有肌肤之亲（接吻、性交、口交、肛交等），在公共场所注意卫生，不随便用一些公共的毛巾、浴缸、马桶等，在家招待客人也要注意不要物品混用，男性出门在外时注意宾馆、旅店的卫生条件。

第四章
夫妻互动与求治

# 1. 妻子要做丈夫的男科医生

在宣读结婚誓词时，每一对夫妻都被要求郑重地许下承诺，要像爱自己一样爱对方，不论疾病或是健康，始终忠于他／她。婚后，绝大多数夫妻们也都遵守着这一承诺，冷了，为他／她添件衣服；病了，为他／她寻医问药。近年来，各种媒体都将目光对准了妇科疾病，并不约而同地提出，丈夫作为妻子生殖器官唯一的密切接触者，对保护好妻子的"圣地"，有着义不容辞的责任。我赞同这一说法，但更想号召妻子们也要密切关注丈夫的健康，努力做好丈夫的"男科医生"。

男科与泌尿外科医生都普遍认同一个说法，妻子是丈夫健康的见证者、受害者、康复的支持和直接参与者。要想丈夫保持良好的身体状态，妻子首先要负起责任。此外，女性本身就心思缜密，对生活的观察细致入微，而男性大多对生活细节不太关注，更不用说从点滴入手把握自己的健康。这时，就更需要妻子的帮助了。

曾经有一对老夫妇来看我的门诊。妻子说，老伴儿每天早晨起床，汗衫都是湿的，而且过去脾气挺好的一个人，如今突然易怒、看什么都不顺眼，"这些都和我更年期时的症状相似，所以我觉得丈夫也是到了更年期了。"但丈夫一个劲儿地说自己没事，还责备是妻子多心了。诊断结果最终支持了妻子的判断。

这样的例子还有很多。除了更年期等内分泌疾病外，妻子还可以在第一时间发现丈夫生殖系统的疾病。有些男性连续一段时间晚上会有尿频的症状，妻子就可以考虑是不是丈夫前列腺出了问题；每次性生活过程中，妻子在抚摸丈夫生殖器的时候，也可以留心一下有没有异常情况，比如睾丸是否肿大，阴茎上是否有白斑或局部隆起，以便在第一时间发现生殖器肿瘤。

发现疾病后，妻子还应鼓励丈夫及时就医，甚至可以陪着他一起去。一旦确诊，妻子要参与到治疗之中，督促丈夫吃药，调整、安排他的饮食，根据气候变化为他添减衣物。

因此，在丈夫遭遇疾病困扰时，妻子是他最切近的医生，妻子有义务、权利和责任帮助男人渡过疾病关！

## 2. 妻子性冷淡，丈夫"性"艰难

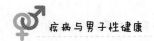

男人性功能障碍的常见表现形式有阳痿、早泄、不射精、性欲减退等，其发病原因除了自身因素（患病）外，来自女方的因素亦不可忽视，凡是能引起男人不快的女方因素都可能导致男人性功能障碍。实际上，有一些性不和谐，并因此导致的男人的性功能障碍是要由女人来负责任的，男人的这种"事"跟女人有直接关系，最棒的男人遇到性冷淡的女人也没辙，而女人对男人没有"感觉"也常让男人扫"性"。不久前，台湾泌尿外科医生简邦平在接受记者采访时指出，现在人们大多把男人勃起功能障碍（ED）归结为男士自身问题，但调查发现有 10% 以上的男人 ED 是由性伴侣引起。而我们在工作中发现，这种比例就更高了，因性功能障碍就诊的许多男性存在夫妻感情问题，其中最常见的表现是感情淡漠，缺乏性的激情。因为女人的问题而造成男人各种性功能障碍的情形较多见，主要的问题包括：

（1）性冷淡、性恐惧者要及时接受医生诊治：专业人士已经认识到，女性也可以存在性冷淡，并因此而影响到夫妻情感和性生活，主要是由于内分泌紊乱和心理因素所致；阴道闭锁、性交疼痛、害怕感染性病而恐惧性生活者，常常对于男人的性要求无动于衷，甚至无理拒绝，给男人心理造成阴影，继而产生心理性的 ED 反应，并可以因此而导致多种性功能障碍。

（2）避免极端感情：有些女性，由于对丈夫深切的爱难以获得相匹配的回报而对丈夫因爱成恨。调查发现，丈夫因为工作繁忙或经常外出，容易忽视妻子，而妻子的性期待心理会变得非常强烈，但逐渐地会出现失眠、不安、容易激动、好发脾气、抑郁，经常会对丈夫横眉冷对，或者表现出不信任、怀疑、不配合等态度，有些女人还拿拒绝与丈夫过性生活来惩罚丈夫，从而影响夫妻的感情和性和谐，可能导致性功能障碍，使得原本美满和谐的夫妻生活蒙上了一层阴影；而对丈夫没有感情可言的妻子的态度就更加让男人望"性"而却步。

（3）性生活过程中密切配合：初婚时的女性害怕造成怀孕、疼痛、出血等，对性交往往有畏惧心理，她们还往往缺乏性生活经验，常不能很好配合，加上双方调情不够，分泌物很少，导致男方进入困难，往往导致性交失败，甚至影响以后的性生活。婚后女方思想保守，性生活过程中常常采取被动或拒绝的方式，久而久之也可导致男方性欲减退和各种性功能障碍。

（4）理解并接受丈夫的偶尔"失败"：男方由于身体疲倦、心情烦躁、病后体虚等，可以导致偶尔的阴茎勃起障碍或射精过快等，即或是性功能强健的男人也不可能在一生中始终保持强劲如一的性能力，女方对此应充分理解。埋怨或揶揄甚至恶言相辱的态度是不可取的，女方的冷嘲热讽不仅于事无补，还可伤害其自尊心，最终可致性功能难以恢复。男人最怕听到老婆的"你真没用"的话，妻子的冷酷态度所造成的心理打击会让他真的"不行了"，甚至"性"致全无。

（5）理解并协助满足丈夫的性需求：女方怀孕、分娩期间，或情绪不佳、身体不适、感情转移，或由于女方行经、患病等原因，使得性生活不能随心所欲，或禁欲时间较长，从而可使男方的性欲长期处于压抑状态，亦有可能导致阳痿、早泄等。女性可以采用多种方法分散男性的"性"情，也可协助采用自慰方式来解决。

（6）增加性的吸引力：由于双方的性格差异、爱好不同，或女方言行粗俗、形体丑陋、不善打扮、性生活呆板或有不贞行为等，可以让女人的魅力下降，往往导致夫妻感情失和，从而让男人对女人没有了"性"趣。

上述情形往往不是单一存在的，而是错综复杂的。因此，生活中的女人为了永久地获得性的愉悦，要在诸多方面多加留意，以免因为自己的疏忽并丧失"性"福而后悔莫及。夫妻间的性不和谐，女人是难以逃脱干系的。

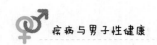 

# 3. 女人没有性高潮，让男人好尴尬

"我们在一起快三年了，我从来不知道高潮为何物。由于长期没有性高潮，我的分泌物越来越少，每次做爱都很难受，这似乎也影响到了他的情绪。看到丈夫郁郁寡欢的态度，我也不好受，尽管使用润滑液后，不舒服的感觉减少了一些，但还是没有高潮。这样的夫妻生活让我心情越来越坏。"

夫妻在性生活中"同步"达到性高潮是所有夫妻向往和渴望的。然而许多结婚多年的夫妻，往往也没有达到性和谐的程度，甚至可以从来没有过性高潮，主要是女性对此表现出极大遗憾的机会较多，并因此而可能影响到了夫妻的感情。男人和女人可能都要为性生活不协调负一定的责任，这主要是由于男女性在生理上的差别所决定。男人性欲强，冲动出现快，消退也快，出现射精即达到高潮；女人性冲动出现较慢且不容易达到高潮，因而阴道内分泌物不够充分，让性交变得干涩难忍，丝毫也不能得到快感，心情越来越坏也在情理之中。

女人不能在性交过程中达到高潮，不能完全排除女人有心理和生理问题，但其中多数原因还在于男人，是男人没有办法或没有努力地去让女人体验那种让人销魂的时刻。只要女人在性生活中享受到了飘飘欲仙的感觉，她的心情自然会乐不思蜀、无暇他顾。下面的一些建议可以考虑在你们夫妇摸索性和谐中尝试，或许可以起到增加女性阴道分泌物以及其他意想不到的效果：

（1）密切夫妻感情，毕竟真爱外加激情胜过 100% 的润滑液。

（2）性生活前要做好充分的准备，初期配备"润滑液"还是有帮助和有必要的。

（3）性交的"前戏"可以让女人兴致高昂，阴道分泌液激增，性交过程变得滑润舒适。为了达到这个目的，男人可以采取各种方法来激起妻子的性欲，只有在妻子接近进入了性兴奋期，性生活才容易获得满意。

（4）丈夫切忌性急和粗鲁，决不可只顾满足自己而不顾妻子的意愿。男人要学会控制自己达到高潮射精的时间，可以通过放慢性活动的节奏来实现。

（5）女性在性生活中要尽量放松，慢慢地体会性生活所带来的感受和体验，把握自己的每一个举动，让你逐渐地接近理想境界，而不要把自己的注意力完全集中在性和谐上，更忌讳心不在焉。

（6）把自己的感受告诉丈夫，得到对方的理解、支持和有力的帮助，双方互相尊重、互相体贴、配合默契才可以达到性和谐。

（7）男人射精后不要立即结束性器官的接触，还要与妻子交谈和彼此轻抚，待性欲完全消失，共同结束性生活，夫妻双方都得到了满足，这样才能使性生活充满和谐。

# 4. 女性更年期综合征会让男人扫"性"吗

周太太今年 49 岁了，从去年开始出现更年期综合征，并且比较严重。但特别使她苦恼的还不是更年期症状带给自己的烦恼，而是更年期到来后自己对性生活没有一丁点的反应了，连一点基本的要求也没有，在勉强应付丈夫的性要求时不仅没有愉快的感觉，相反却觉得十分难受，性交后的下体还会痛几天才能够恢复过来。由于要经常面对痛苦且无奈的性生活，这个问题周而复始不断地折磨着自己，也让丈夫不能尽"性"。尽管丈夫也不年轻了，但是平时十分注意保养和锻炼的他，还经常是"性"致高昂。面对丈夫那渴求而又无奈的眼神，做妻子的心里就像有把刀子在割一样痛心而又无可奈何，这让周太太夫妻陷入了无尽的苦恼之中，他们迫切想了解女性更年期综合征会让男人扫"性"吗？该咋办？是否需要治疗？中老年女士应该如何回应丈夫的性要求？

随着年龄的逐渐增大，夫妻双方的身体上都注定会发生一些改变，而女性的变化可能更加明显，也就是更年期阶段。在这个特定的时期，人体的许多生理功

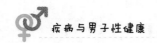

能会受到不同程度的影响，尤其是性欲望会明显降低，并增加了性生活的难度，给老年夫妻的晚年生活蒙上了一层阴影。虽然性爱不是夫妻生活的全部，但却是夫妻爱情生活中的重要组成部分。水可载舟，亦可覆舟，性亦然。性既可使婚姻幸福、家庭和谐、社会稳定，也可使家庭破裂。如果不能较好地处理性问题，多年的婚姻生活所剩下的也仅仅不过是一种痛苦的回忆罢了。

女性的激素主要是由卵巢产生的，包括雌激素、孕激素和少量的雄激素，其中的雌激素不仅对女性生育起关键作用，还对身体的多方面功能具有保护作用，例如维持骨质密度、保护心血管系统、防止阴道萎缩、稳定情绪、保持皮肤的湿润和弹性等，尤其是雌激素和雄激素在维持女性的性欲望和性能力上具有重要作用。因此，更年期妇女由于卵巢几乎完全地"停止"了工作，可引起一系列症状，包括情绪明显波动、性反应能力明显降低甚至消失、阴道干涩萎缩等。在这个年龄阶段进行性交出现疼痛也是在所难免的，可以出现外阴浅表的疼痛和阴道深部的疼痛，反复地出现性交过程中阴道不由自主地发生强烈的痉挛，使得性生活变得痛苦不堪，进而影响性生活。

多年的诊治经验表明，激素补充治疗（hormone replacement therapy，HRT）是缓解和治疗女性更年期后激素缺乏的最佳方法。更年期女性可以在专科医生的指导下适当应用小量的雌激素来改善性欲望并平衡内分泌系统，保持一定水平的雌激素可以增加阴道内的润滑程度和抗感染能力，还能延缓衰老，美容养颜，防止皮肤变皱，而雌激素最大的功效还可以预防冠心病、骨质疏松、老年痴呆症等老年病。目前临床上广泛使用的利维爱等雌激素制剂是具有特异性激素活性的激素替代治疗（HRT）药物，可以全面调理绝经后妇女的激素水平。含雌激素的栓剂，直接应用于阴道内，经过1~2周也可以解决很大的问题。一些地方广泛流行的"伟嫂"，指的就是雌激素制剂。

雌激素替代疗法有多种制剂和多种使用方法，不同的制剂和不同的使用方法，对不同身体状况的人，结果是不一样的。因此，在治疗老年性功能障碍过程中，还要把握老年人多伴发躯体疾病的特点，老年夫妻为了改善性能力需要使用的任何药物，都应该征得专业医生的指导，并遵循个体化的用药原则，尤其要注意防止药物的副作用，千万不要因为对性的勉力强求而不顾身体的健康。

老年女性因雌激素分泌降低，导致阴道分泌物减少，使阴道干涩，容易产生性交疼痛不适等症状，这也是让女性望"性"却步的原因。性生活其实是一种夫妻间进行的充分的交流和享受过程，如果夫妻生活不满意就要敞开来交流，让对方了解自己的问题所在和如何调整。因此，除了必要的药物治疗外，进行性生活时也需要进行必要的调整，来改善这种状况，例如营造宽松愉快的性生活气氛，还可以事先做一些准备工作，如亲吻、抚摸、拥抱等，多增加一些性交的"前戏"，局部应用一些润滑剂等，均能改善阴道环境和性生活的和谐程度。

除了身体上的改变外，更年期妇女观念上的误区更重要，她们往往自认为已经五六十岁了，生儿育女的任务都完成了，有这样的事很丢人，不愿意再做这样的事情，这也限制了她们及她们的丈夫充分享受生活。其实老年妇女有性生活对身心都有好处。

老年人的性生活应该有节制且偏重感情需要，是点缀晚年生活的色彩，而不是生活的主旋律，切莫本末倒置，因为过度强调和追求性生活也是一种伤害，尤其是对于性功能稍差一放来说伤害更大，毕竟男女性欲差异总是存在的，千万不要让性爱成为一种负担。对于性功能明显减退的老年夫妻，只要还有性的要求，就可以通过多种方法来恢复性生活或提高性生活质量，而不一定非要按照常规模式理解性爱，不一定拘泥于阴茎－阴道性交这一种模式。例如在某一方不适宜过性生活时，不妨尝试进行适度的手淫，作为对性生活的补充手段，来维持局部的血液循环，并因此而保持性的活力、释放性的紧张、缓解性器官和性心理的衰老过程。此外，爱抚和依恋在性生活中的作用更加重要，也是性生活的重要组成部分。老年人的性心理状况也十分重要，保持健全的心理有助于充分发挥性功能，而异常的性心理因素可能影响性功能的发挥。

进入更年期的女性，尽管生育能力显著降低，但是距离生育能力的完全消失可能还有一段距离，在最后1次月经后的一段时间内还可能再次遭遇月经的困扰，更年期女性如果不采取避孕措施过性生活，偶尔也有怀孕的机会，这也会让男人十分扫兴，且给女性平添了许多烦恼（流产、出血、感染等）。因此建议在最后 1 次月经后的 1 年内仍然需要使用避孕措施，才可以安享"性"福。

## 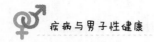 5. 老妪性欲高，是病不是病

伴随着闭经的到来，几乎所有的女性都将宣布生育能力的终结，这给人们一个错觉，似乎性能力与生殖能力一样结伴告别了更年期妇女。因此一旦更年期女性出现高昂的性欲望和性能力时，常常会让性能力每况愈下的丈夫不知所措，不仅难以应付、痛苦不堪，甚至会怀疑妻子一定在某个方面出了毛病。

陈教授退休以来，有了充裕的时间看看非专业书籍，又养了许多花草，偶尔外出观光一番，生活倒也悠然自得。但是近一阵子，妻子的反常情绪让他吃尽了苦头，也百思不得其解，不仅每天的唠叨严重地折磨着自己的耳朵和忍耐力，而且一反常态的亲昵也让自己很尴尬，甚至有时不顾场合，在小辈们面前也频繁表现出过分的"热"情，而晚间的夜生活更是难以消受。尽管自己的"敏感部位"早已不再敏感，往往需要"积攒"月余的激情才能够勉强一搏（勃），但老伴几乎每天都要刺激自己的敏感部位，希望能够有所"收获"。频繁的"失败"并没有让老伴儿死心，甚至激发了她的更大的期盼，老伴儿还纵容自己为她抚摩她的私处，这让陈教授心里好不舒服，不仅感到自己已经老迈而力不从心，更多地担心老伴是否患了什么疾病，长此下去必定要让老伴儿的身体受到损害，是否需要接受医生的诊治，还是应该如何对待，陈教授一直拿不定主意，又不方便询问别人，这可把他难为坏了。

实际上，像陈教授家里遇到的情况也并不少见。随着年龄的增加，无论男女性的性能力都是注定要走下坡路的，这是不以人类意志为转移的无奈现象。虽然

一些中老年妇女会出现程度不等的性功能障碍，并且随着年龄的继续增加而发生率不断增加，但这并不等于全部中老年女性都对性没有了想法，绝大多数进入更年期的女性并不会终止性生活，其中部分女性的性活动能力可能还会有所增强。

造成老年女性的性亢奋的原因很多，绝大多数不属于病态，只是需要夫妻双方不断调整和磨合就会慢慢适应，甚至可能有意想不到的美好境况发生。

从生理上讲，老年女性体内的激素代谢紊乱，引起神经调节反应失调，可以引发一过性的性功能亢进，表现为阵发性、无规律、无诱因的强烈的性冲动，可以间断出现，也可以连续出现，持续几个月或几年。但老年女性的性亢奋更多的原因是来自于心理和社会方面，例如老年女性不必再为怀孕烦心，因而可以安心地享受"性"福；养儿育女和赡养老人的重任已经结束了，可以专心享受温馨的夫妻二人世界；对以往忽视丈夫的性要求而产生补偿心理，同时也自然希望更多地得到丈夫的爱抚；子女独立后的"空巢"心理，也让丈夫成为女人生活的中心。此外，性爱需求长期被漠视也是产生女人性亢奋的原因之一。越是事业上很成功的丈夫，越是容易忽视家庭生活，有意或无意地冷落了妻子，容易漠视妻子的需求（包括对性生活的需求），久而久之使妻子她感到孤独、冷漠、压抑，觉得生活毫无乐趣。一旦有机会激发了她的性亢奋，例如退休在家的生活增进了夫妻亲密接触的机会等，让她感到了"青春的活力"和光阴的宝贵，当然会充分利用了，难以理智地控制自己的情感也是可以理解的，也不必担心对健康的影响。上述的心理、社会和生理因素所造成的女性性功能亢奋，如果能够引起夫妻间的重视，并善加利用和默契配合，可以获得比青壮年时期更加和谐完美的性生活，也是为众多性学家称之为"第二次蜜月"的夫妻"黄金"时间段，可以让老年夫妻的金色晚年再度辉煌。

精神生活要不断丰富，双方要共同营造和谐的气氛，增加互相吸引的性魅力与亲和力，防止爱情随着岁月的变更而淡化，不能让岁月磨平我们的激情！从某种意义上讲，女人始终都在期待着她们的男人们既是诗人（温馨浪漫），同时又是勇猛而热烈的情人（情欲高涨），而多数老年男人难以满足女性的这种要求。

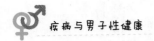

而源于思想深处的大男子主义是最为有害的，这在相当多数男人的思想里还是根深蒂固的，并导致了男人对性爱的误解，结果是在遭遇到女性的性功能强过自己后，容易出现逆反心理，拒绝接受现实生活中女性对性的要求，甚至人为地压抑自己的性欲，同样也压抑着妻子的性欲，这是不值得提倡的，也是不道德的，这无疑为婚姻危机埋下了一条导火线。

为了维持家庭稳定和生活（尤其是性生活）美满和谐，对性问题的认识也要与时俱进，这也是夫妻生活的经验总结，寓意深刻。的确，年轻的夫妻要注意这个更新，中老年夫妇也要注意这个更新，只有不断地更新，才能使夫妻生活充满活力与生机。当然，对性问题认识的更新并不意味着"喜新厌旧"，而是让性爱在原有基础上不断升华，做到"锦上添花"，使夫妻感情逐步达到"水乳交融"的程度。

至于病理性因素，尽管非常少见，也应该引起一定的重视，一旦确定性欲、性功能亢进是由于疾病作祟，如精神疾病、内分泌系统疾病（早期糖尿病、垂体肿瘤、甲亢、肾上腺皮质功能亢进等），应该及早就医，避免延误。

## 6. "要靠手弄硬"是否为 ED 的前兆

在我接到的大量咨询信中，偶尔会有夫妻同时询问的，比较有特点。

梁女士（妻子）：我和丈夫结婚已经好几年了，彼此之间的感情也不错。近一年来，我们过性生活时他也有反应，但阴茎勃起不是很硬。每次都要我先用手帮他弄硬，然后我们才能进行性生活。我问他是不是身体不舒服，他说一点问题都没有。但我还是怀疑这是不是阳痿的前兆，并为此非常担心。我们是不是要到医院检查一下呢？平时应该注意哪些问题呢？

张先生（丈夫）：我们结婚多年了，可以说是老夫老妻了。近年来我每次性生活时都不太能很快勃起。妻子担心这是阳痿，但我想这不是吧，因为我平时身体很好，还经常打球、跑步，一年到头很少生病，怎么可能有性功能障碍呢？但我也不明白为什么会出现这种现象：难道是工作太忙的缘故？还是有其他原因？很想知道，这种情况到底是否正常？应该怎么处理？

医生回答：人到中年，来自于家庭和工作中的压力，在潜移默化地耗费着各种体能，包括性能力。经常在门诊遇到一些中年男子，自述一段时间以来性功能方面的表现不尽如人意。有时，妻子想要了，却不能自然勃起，甚至不得不靠手帮忙来满足对方的要求。因此这类人最害怕自己已经患有了所谓的阳痿，或者与阳痿"距离"不远了，并希望采取有效办法来扭转这种尴尬局面。

男人的"性"累在中枢神经系统和生殖器官，而与"膀大腰圆"没有太大的关系。人到中年，在体力、精力和性能力方面已经逐渐开始了缓慢的衰退过程，与青壮年时期旺盛的性能力无法相比，主要表现为性欲低下、阴茎勃起不坚挺、射精无力、精液量少、缺乏快感等，这是不以人的意志为转移的自然规律。偶尔出现性功能方面的不尽如人意，难以让妻子"性"致高昂，也在情理之中，而不应该仍然按照"想当年"的标准来苛求自己。所以，中年男人一旦出现性功能减退，首先要有一个客观公正的认识，要了解年龄的增加必然伴随着人体各种生理功能的降低，当然也包括男人的性功能，这是任何人都难以抗拒的自然现象，而不应该将其简单地归因于阳痿，或者根本与阳痿无关。

这样的中年男人应该主动寻求年龄以外的因素，多从日常生活的点点滴滴中寻找原因，从而加以克服，可以让他们仍然保持相当程度的性能力。不妨看看你的情绪和生理状况如何？是否有不利的营养状态与嗜好？工作和生活环境怎样？健康状况以及药物使用情况如何？夫妻感情怎样？

针对上述各个方面问题，中年男人先在生活中自我调整一番，摆脱繁重的日常工作和烦琐事物，给身体一个放松的机会，同时尽可能地密切与妻子的感情，看看效果如何。适当地使用一点性技巧，改变单一的性交方式和性交地点等，可以提高男人的性兴奋性。还可以适当地借助一些性器具来增"性"。

配偶在男性的性康复过程中的作用也十分重要，应该与丈夫共同参与性康复计划。妻子还应该注意自己的外部形象和文化修养，不断改善自己对丈夫的吸引力。作为亲密性伙伴的妻子，要对丈夫多体贴、关怀、理解和宽容，切忌使用"没用、不行"等批评、埋怨的话语，而应该支持、鼓励男人积极调治。否则，会进一步加重男人的心理负担，使他丧失自信心，性能力也会进一步下降。最终受害的将不仅是男性，还包括他的妻子。

如果上述方法效果不显著，就应该接受必要的检查和咨询，因为性能力的减退也可能是某些疾病的先兆，例如高血压、糖尿病等。即使没有任何疾病，在专业医生的指导下，尽快恢复自然的性能力，对于夫妻双方的身心健康和性和谐都是大有好处的。

## 7. 绝育男人再生育：选择输精管复通手术要考虑周全

有许多男人，在他们已经生育子女后，积极响应国家号召，进行了绝育手术。但是，经过若干年以后，当他们因为某些原因，例如子女意外伤亡、残疾、丧失生育能力等客观因素，需要再次生育时，尤其是近年来我国生育政策的调整，以往的绝育手术成为他们获得子女的最大障碍。

对于这部分人的生育问题，想象中应该不是太难解决的，只要把绝育手术堵塞了的输精管复通，就可以实现自己的求子愿望。首先要选择的治疗措施当然是恢复输精管的通畅，使得精子能够从自然的途径排放出来，采用的手术方法在医学上称为输精管吻合术。下面的附图就是输精管吻合的两种手术方法，即传统的手术方法和显微外科方法（图9、图10）。由于显微外科技术的进步，使输精管吻合的准确性和成功率有明显提高。但手术成功并不一定能够让女方怀孕，手术吻合后的再生育率波动较大，一般为40%～60%。

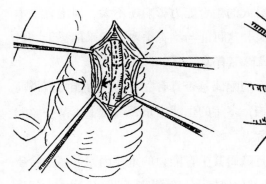

图 9　传统的输精管吻合手术

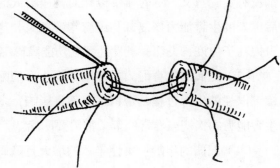

图 10　显微外科输精管吻合术

　　对于计划选择手术吻合输精管的男人，他们最关心的是能否有生育能力。如果手术吻合输精管后仍然不能获得自然生育能力，则手术变得徒劳无益。一些男性在完成输精管手术复通之后，精液化验仍然见不到久违的精子；即使复通后精液内有了精子，却仍然难以繁衍后代，真正顺利恢复自然生育的人并不多，与之相关的一些问题常常困扰着他们，例如手术是否成功地恢复了输精管的通畅？手术后的精液内是否出现了精子？精液内的精子是否具有生育能力？吻合的输精管是否还会再次堵上？如果手术后经过一段时间仍然没有让妻子怀孕，还有什么办法？等。

　　实际上，道理很简单。除了要求手术技术完美外，阻碍他们生育的原因还包括：

　　（1）以往绝育手术方式：除了常规的输精管结扎术以外，男性绝育方式还包括粘堵和栓堵，前者的手术结节较小且局限，手术切除结节后的复通多比较满意；而后两者由于用作输精管阻塞的材料问题，可能会造成输精管内较长距离的堵塞，因此可能需要切除较长的输精管来吻合，即使如此也难以确保完全复通，而部分患者可能由于堵塞范围过广而难以完成输精管吻合手术。此外，包括附睾在内的其他部分生殖管道是否也发生了病变都需要明确。

　　（2）睾丸功能：对于一个已经没有生精能力的睾丸来说，生殖管道是否通畅都没有实际意义。尽管年龄老化对健康男人的生育能力影响还不大，但绝育手术后男人的生育能力恢复却与绝育年龄相关，这可能与绝育手术后带来的感染、自身抗精子免疫、炎症、继发性睾丸功能障碍等有关。

（3）配偶的生育能力：多年不再生育的配偶是否具有完备的生育能力值得商榷。以往的生育过程是否留下了不良影响？多年的生活中是否遭惹上了某些影响生育能力的疾病或异常？等，都需要明确。

（4）配偶的年龄：女性年龄的增大是障碍其生育能力的重要因素。那些希望再次生育的人群中，往往夫妇双方的年龄都比较偏大，而研究证明：35 岁女性的生育能力仅相当于 25 岁女性的 50%，38 岁时则降低到 25%，超过 40 岁时则少于 5%。

因此，在选择输精管手术复通之前，需要明确几个问题：

（1）基本明确睾丸是否有生精功能：显而易见，睾丸变小、质地变软往往标志着睾丸功能不良，当睾丸体积小于 8ml 时，尤其是同时伴有质地偏软，则多数难以获得精子。此外，对于睾丸大小正常的男性，还可以通过化验生殖内分泌激素来判断睾丸功能，主要包括卵泡刺激素（FSH）、黄体生成素（LH）、雌激素（$E_2$）、泌乳素（PRL）和睾酮（T），其中 FSH 的检测结果最为重要。血清抑制素 B 在判断睾丸生精能力中的价值比 FSH 更高。

选择手术前，预先进行附睾穿刺或睾丸活检来判断睾丸的生精能力也是明智选择，可以增加手术复通的概率。有些医生更愿意选择在手术台上先进行附睾穿刺，发现有精子后再进行复通手术，是比较聪明的做法。

（2）检查附睾情况：如果发现附睾的头体尾均存在广泛病变者，此时进行输精管吻合没有任何意义；如果附睾的病变仅局限在尾部，可以进行附睾穿刺检查是否有精子，然后再决定是否进行输精管复通手术，也可考虑手术探察，在术中检查附睾的生精能力，并将障碍精子通道的附睾尾部切除，然后再与输精管的近心端吻合。

（3）评价结扎后局部结节的范围：通常单纯进行输精管结扎术者，局部的吻合结节比较局限，切除结扎结节并进行吻合应该不太困难；粘堵术和栓堵术的局部结节范围则可能比较广泛，切除结节后的吻合手术因没有足够的输精管而变得十分困难或不再可能。此外，生殖系统的许多继发性疾病，例如感染结核、损伤等，也可以让附睾、输精管等生殖管道发生病变。此时，需要在进行输精管吻合手术前进行输精管造影检查，以确定堵塞的范围和程度。

（4）筛查女性生殖能力：一旦确定女性生育能力十分低下或已经没有了生育能力，例如配偶年龄过大、卵巢衰竭、子宫切除等，男人选择输精管复通就没有任何意义了。

对于那些进行过输精管结扎、希望恢复生育能力并遭遇困难的男人，我们建议：

（1）手术治疗前已经判定睾丸有生精功能，但复通后没有见到精子，可能是由于吻合口狭窄、出血等造成的，在局部情况稳定后可以再次考虑手术，但要确保有足够长度的输精管用于吻合。手术复通失败者，还可以考虑直接从附睾或睾丸内获取精子，进行单精子卵泡浆内注射（ICSI）来解决生育问题。

（2）对于手术后已经恢复了输精管的通畅性，但经过一段时间仍然没有怀孕的患者，可以按照一般的不育症进行治疗，必要时可以考虑实验室技术，通过试管婴儿技术解决生育问题。例如吻合后的精液内有精子，但是精液质量稍差，可以选择药物等方法治疗3~6个月，等待自然怀孕，或配合人工授精（AI）等助孕技术；精液质量极差，例如严重少弱精子症等，或经过充分的系统治疗后精液质量仍然难以有显著的改进，难以有自然生育的机会，可以直接选择试管婴儿（尤其是 ICSI）技术。

（3）当综合分析睾丸已经丧失产生精子能力的男性，应该面对现实，放弃自己生育的想法，更没有必要选择输精管吻合手术，可以选择"借种子"的供精技术或领养子女。

## 8. 慢性前列腺炎患者的妻子有"三怕"

当男人遭遇慢性前列腺炎困扰时，疾病影响的将不仅是自身，还包括他们的

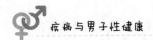

家人，尤其是配偶，而他们最需要的支持也来自于配偶。妻子对发生在男人身上的问题怎样认识、将采取什么样的态度至关重要。许多妻子对患病丈夫有许多的认识误区，典型表现为"三怕"：

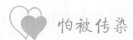 怕被传染

慢性前列腺炎不属于传染病，但在部分患者中确实存在严重的精神顾虑，担心通过性生活传染，有些妻子甚至因此而拒绝性生活，并成为他们严格节制性生活的主要原因之一。久而久之可能会对夫妻感情沟通、正常的夫妻生活以及前列腺炎的康复产生不良影响。那么，慢性前列腺炎是否具有传染性？

一般认为绝大多数慢性前列腺炎是非细菌性的，细菌性前列腺炎仅占5%左右，且多为非特异性的普通细菌或机会性致病菌，尽管可以通过夫妻生活将细菌带入到女方体内，但也不会造成女性的感染，因为女性阴道内具有较强的抵抗外来细菌感染的能力。所以，对于绝大多数患者来说可以不必考虑慢性前列腺炎的传染性问题。此外，由于许多特异性病原体感染，如淋球菌、梅毒、滴虫以及致病性的衣原体感染往往具有不洁性生活史或淫乱史，而对于那些生活态度比较严肃、没有不洁性生活史或淫乱史的慢性前列腺炎患者，进行性生活一般是安全的、没有传染性的，可以不必顾忌。所以，对于慢性前列腺炎患者无论是否是细菌性的，严格禁止性生活是没有必要的，注意性生活卫生就足够了。为了不使病原体传染给妻子，最好在性生活时使用避孕套，这样做还可以起到自我保护的"双保险"作用，防止妻子体内的某些病原体对丈夫的感染。

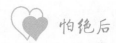 怕绝后

慢性前列腺炎与生育力的关系还没有完全阐明，有些患者果然患有慢性前列腺炎而且还没有能够自然生育，自然而然地将两者直接挂钩也在情理之中，一些医生也将寻找男性不育的病因牢牢地锁定在了慢性前列腺炎上，并进行了大量的

检查和长期治疗，其中许多情况看来是有些过分了，给中青年慢性前列腺炎患者造成了较大的精神负担和经济支出，并可能因为大量使用抗生素而进一步降低了生育能力。笔者在 534 例男性不育者中诊断慢性前列腺炎 209 例（39.1%），发现慢性前列腺炎对精液的绝大多数检测指标没有明显影响，说明前列腺炎对生育能力影响不大。实际上，绝大多数男性不育患者中存在的慢性前列腺炎都比较轻微，尽管个别人的前列腺的炎症可以很严重，但生育能力却可安然无恙，婚后因前列腺炎而不育者仅占极少数，说明慢性前列腺炎对绝大多数患者的生育能力影响不大，而且慢性前列腺炎是有希望治愈的，患有慢性前列腺炎的青年不必过分担心。

看来，男人不生育不能总是冤枉慢性前列腺炎。

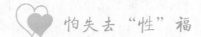

### 怕失去"性"福

近年来，铺天盖地的虚假广告几乎都将慢性前列腺炎与阳痿紧密联系在一起，给前列腺炎患者及其家属带来沉重的精神压力。实际上，慢性前列腺炎并非阳痿的直接元凶。现代医学认为，完整和谐的性功能需要具有发育完整、正常的内外生殖器官、神经反射系统、内分泌系统以及阴茎的血管系统。尽管某些慢性前列腺炎患者也可能以各种性功能障碍，尤其是阳痿为首发表现而向医生求助，但是慢性前列腺炎对上述的各个系统基本上没有直接的不良影响，因此上不会对性功能有直接的损害作用，而仅仅可能是通过间接的作用来影响性功能。例如下腹会阴部的疼痛不适、阴茎勃起与射精疼痛以及较大的精神心理压力所致。实际上，多数阳痿与慢性前列腺炎没有什么瓜葛，而更可能是疾病带来的精神压力和妻子的忧虑让男人一蹶不振。

## 9. 男科疾病，夫妻同治

夫妻二人同入诊室，与男科大夫面对面交谈，然后在医生的指导下共同接受

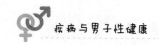

治疗——这种已经在日本、美国等发达国家风行的"夫妻同治"新模式，目前对于我国患者来说仍然相当陌生绝大多数男科医生都感到，只有大力宣传"夫妻同治"的新理念，让夫妻两人都面对现实，男人的问题才容易解决。

 ## 夫妻同治 ED 效果最好

专程从遥远的云南赶来求诊的杜先生，在他一个人走进男科诊室接受诊治时，在询问过程中，一位女士接连两次打开一条门缝往里探头，脸上挂着想进来又不好意思的表情。医生很快猜到，她应该是杜先生的妻子，于是热情鼓励她走进来。原来，杜先生在结婚后就出现了比较严重早泄的问题，在当地治疗3年后不仅没有大的起色，最后还出现了ED（勃起功能障碍）的问题。3年前，杜先生很不幸又患上了高血压，两人的性生活就更困难了。为此，杜先生开始大量服药，可还是没有任何效果。妻子这才急了，下定决心跟丈夫一起到北京看病。看到杜太太的焦虑、紧张的态度，站在旁边一言不发，医生明确表示她这样的态度是对的，高度赞扬了她肯为了丈夫的问题而随同就医，并要求她配合治疗。

实际上，很多男科疾病，尤其是性功能障碍问题，采用夫妻同治的方法，效果最好。绝大多数男性的ED是属于非器质性问题，也就是功能性的异常，确诊后，最好的方法是对患者及其配偶进行性心理和性常识指导，教给夫妻相互表达情爱的正确方法，让他们在交流中获得愉快感受，并采取某些性技巧来配合，从而达到治疗功能性的性功能失常的目的。必要的时候，还会为夫妻俩设计个性化的治疗方案，通过视听宣教、在专业夫妻治疗室里进行治疗等方式，让患者的问题从根本上得到解决。

 ## 其他疾病同样需要妻子配合

有医学统计显示，除了ED，早泄、前列腺炎及不育在给男性带来痛苦的同时，也会给夫妻带来性生活方面的不和，继而又会引发相应的家庭问题。但是在过去，很少有男女双方为了这些问题一起上医院的，专家同时为男女双方对症下药的就更少见了。实际上，在早泄、前列腺疾病、不育等问题的防治过程中，男性均非常需要妻子的支持和配合。

早泄让男子不能保持足够长的性交时间，无法使夫妻双方或某一方达到应有的满意度。有统计显示，我国 30% 的男性曾遇到过这个问题。很多男性治疗早泄的唯一手段就是按照慢性前列腺炎去治疗，或者盲目补肾，结果越补问题越多，甚至可能引发 ED。其实，在医生的指导下采用适当的性交方法和技巧，夫妻互相体谅，相互配合，治疗效果会非常明显。

慢性前列腺炎也是男性最常见的男科疾病之一。部分男性，由于从女性那里感染了阴道滴虫、霉菌、衣原体等病员微生物，都可能引起慢性前列腺炎，并且会因为夫妻间相互传染而反复发作，这种情况下理所当然需要夫妻共同配合治疗。对于占前列腺炎患者 90% 以上的非细菌性前列腺炎患者，妻子应该如何认识丈夫的疾病、是否能够很好地理解支持丈夫、在性生活方面如何协调、如何在饮食上减少辛辣等刺激性食物的摄入、如何督促丈夫进行有规律性的锻炼和保持良好的生活方式等，都是女性责无旁贷的义务。

目前在夫妻同治方面做得最好的恐怕就只有不育症了。早有研究证明，不育通常由夫妻双方共同存在的某些病理因素造成，如今临床治疗多以夫妻同治为原则，疗效显著。

### ♥ 夫妻同治事半功倍

在实际生活中，男性受到工作、生活等压力影响，环境污染日趋严重以及饮食不规律，出现内分泌失调的状况相当普遍。男性的一些不良生活习惯，如抽烟、喝酒等，容易导致他们性健康出现问题。另外，男性身体素质的下降，会导致许多疾病，如更年期症状提前出现、性功能障碍复杂难治、精液质量下降、不育症等的发病率上升。因此，要想让男性性健康保持在良好的状态，妻子首先要负起这个责任来，夫妻两人在生活方式、日常习惯等方面都要注意。值得庆幸的

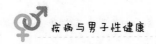
是，我国正规男科队伍的发展势头非常好，为科学合理地解决男人性方面的问题奠定了良好的基础。人们只要越来越重视这个问题，了解夫妻同治事半功倍的效果，男人的健康就会有更大的提高。

# 10. 社会呼唤为男人服务的医疗机构

在我国几千年传统文化的影响下，性知识、性科学一直蒙着神秘的面纱，得不到正确的认知和普及。同时，广大患者又饱受病痛的折磨，承受着心理和社会的双重压力，苦不堪言。就像穿着蹩脚鞋子走路的人一样，谁遭罪谁自己知道，但是他们自己是绝对不会对外人讲的。实际上，男性从出生一直到死亡的漫长生命旅途中，都要涉及男性内分泌变化，及其引起的相关生理和心理的改变。尽管男性的生殖功能和性功能可以一直维持到其生命的终结，但是必然存在随着年龄增加而导致的相应的功能减退。在此期间如果能够得到专科医生的精心指导，必然会对不同生命时期发生的生理和心理变化有一个充分的精神准备和必要的保健措施。

男性科患者众多，社会需求广泛，但是他们往往又得不到科学正规的诊治，许多大医院的男性科门诊往往是由泌尿外科医生兼任，也使许多患者丧失了系统治疗的机会，况且多数患者羞于到大医院去诊治男性科疾病。妇产科医院和妇婴医院比比皆是，而男科医院却是凤毛麟角；其他科疾病患者大摇大摆的去就医，而男科患者却总是躲躲闪闪，这其实也是一种偏见和歧视行为。因此，江湖游医和电线杆子广告有了可乘之机。使患者往往得不到正规科学的诊治，甚至延误治疗时机。

我们在男性科疾病的诊治过程中也发现有很多到男科求医的患者是因为性知识缺乏和性无知所致。普及性知识的宣传教育、加强男性科疾病的诊治是时代发展的迫切要求，社会需要男科学的发展和男性科医疗机构的出现，患者需要男性科医生正规科学的诊治。

目前，在男性科门诊求治的众多患者中，有相当部分人是因为性知识贫乏所致。男性学发展迅猛，新的治疗手段和药物不断涌现。为了推动男科学的深入进展，广泛开展性教育、普及性知识、解释群众的疑难、解除患者的病痛，全国各地陆续出现了各种形式的服务于男人的医疗机构，包括男科门诊、男科中心和男科医院等。

这类医疗机构的出现只是标志着我们工作的起步，今后男性科事业能不能健康发展，除了靠男性科的全体专业人员的不懈努力外，还要靠广大的男性科专家和同道们的鼎力支持、靠各级政府领导的大力扶持、靠新闻媒体的热情帮助以及全社会的关注，发展男科学是我们全社会的共同责任。

我们的事业一定要成功，我们的事业一定能够成功，并将以科学的高水平的良好服务回报广大患者和社会。

## 11. 男科医院的服务范围应该包括哪些

很多人头脑中的男科中心和男科医院是与看性病画等号的，这是大错特错的看法。实际上，男科中心和男科医院是诊治男性生殖器官结构和功能异常导致的相关疾病，性病只是其中的次要项目之一，而且是最微乎其微的项目。男科诊治范围主要包括男性不育症、男子性功能障碍、男性泌尿生殖系感染性疾病、男性计划生育和男性更年期。现代的社会里，人性化的服务，让男科医院和男科中心为男人提供了温馨良好的服务环境。

（1）男性不育症：一般认为未采取避孕措施的育龄夫妇，80% 在婚后 12 个月内应当怀孕，若婚后一年以上未生育，就应考虑不育症的可能。不育症是影响男女双方和家庭的全球性问题，约有 10% 的育龄夫妇患有不育症，导致夫妻感情不睦或家庭破裂。在不育夫妇中，不育因素 30% 完全归因于男子，20% 以上与夫妇双方有关，故可认为男性因素所致不育者不少于 50%，所以不应该忽视对男

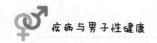 

性不育症的诊治。目前对男女不育症的检查和实验室辅助诊断方法不断完善，对不育症的治疗研究也取得了很大进展。辅助生殖技术，尤其是近年开展的卵子胞质内单精子注射技术是有效治疗严重的男性不育症的好方法，展示了广泛的应用前景。

（2）男子性功能障碍：性功能减退、性欲低下、阳痿、早泄、不射精、遗精、逆行射精是常见的男子性功能障碍，它们直接影响男子汉的自尊心、夫妻感情及家庭稳定，成了成年男性的难言之隐。性心理及性常识咨询十分必要与重要；进行全身及局部肌肉训练是性保健及进一步治疗的基础；口服各种药物治疗，包括目前广为人知的"万艾可"，是目前首先选用的方法；此外尚有物理治疗、局部应用各种血管活性药物、血管性勃起功能障碍的手术手术、阴茎海绵体内假体植入等，几乎可以使所有的阳痿患者获得满意的性生活。每一种治疗方法都有其最佳适应证，有时可以选择两种或两种以上的方法同时应用，往往可以获得相加或协同作用。具体到每一个患者，由于病因和病情都不相同，选择何种治疗方法，应该在进行必要的检查后，与您的经治医生仔细研究决定。

（3）男性泌尿生殖系感染性疾病：各种性病当然属于男科诊治范畴，但占绝大多数的感染性疾病是慢性前列腺炎。慢性前列腺炎一直是一种常见且让人十分困惑的疾病，患者可有尿频、尿急、尿痛、尿不尽、滴白、腰痛、下腹坠胀疼痛，失眠、健忘等自主神经功能紊乱症状，并可以对男性的性功能和生育功能有一定影响。该病多见于性活动频繁人群，发病率为 4%～25%，男人一生中将有近半数的机会遭遇前列腺炎症状的攻击。多数病人对治疗效果不满意，许多医生在医治前列腺炎过程中感到很棘手，并往往被误诊为"非淋菌性尿道炎"等性病，给患者造成了极大的精神上和经济上的负担。目前认为，慢性前列腺炎不是一个独立的疾病，而是具有各自独特形式的综合征，各有独特的病因、临床特点和结局。只有对疾病的全面系统化认识，并采取个体化的治疗方案，才会获得满意的效果。

（4）男性计划生育：对于计划生育，男人也责无旁贷。但是直到目前为止，男性避孕还没有太满意的方法，这也同时为男科学工作者留下了广阔的研究空间。

（5）男性更年期：近年来，由于人口的老龄化，以及对老年男性疾病，尤其是内分泌激素水平改变的研究发现，男人也有更年期，约1/3的中老年男人将受到男性更年期的影响，给他们的健康生活蒙上了一层阴影。而现代的科学技术充分认识到了该疾病的本质，并且完全有能力来纠正之，让老年人在晚年生活中不至于遭受太大的痛苦。

## 12. 为你选择一个信得过的理想男科医生

患者求医没有获得良好的或应有的治疗效果，在很多情况下归因于患者对治疗反应的不佳或耐药、患者没有按照医生的要求定时定量用药、前列腺内不容易吸收药物、疾病比较顽固或治疗最佳时机的错过等多种因素。但是不要忘记，作为治疗者的医生在其中起重要作用，可以在很大程度上决定患者的治疗效果好坏。一个男科医生，尤其是治疗慢性前列腺炎的男科医生，必须做到如下几项才可以称为一个合格的或理想的男科医生。

现今的社会里，患者就医可以在一定范围或一些医院选择医生，这充分地体现了人性化的服务特点，也是患者的权利。如果你在诊治疾病过程中发现你的医生不符合你的要求，你就可以有效地利用自己的权利，千万不要勉强自己继续接受没有任何效果的治疗方案，或者因为对某一个医生的失望而放弃所有的医生。你不妨采取一个冷静的态度，仔细观察医生的言谈举止和行医特点，初步甄别一下你是否遇到了一个"好样的"还是"不怎么样"的医生。一个男科医生，尤其是治疗性功能障碍的男科医生，必须做到如下几项才可以称为一个合格的或理想的男科医生。

（1）男科医生必须首先是一个好的心理医生，善于倾听和诱导患者将详细全面的发病与治疗过程叙述清楚，这是进行后续检查与治疗的基础。由于工作繁忙，很多医生没有给予患者足够的时间来描述他们的病情，有些医生对患者的叙

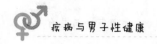 

述缺乏必要的引导，使很多重要线索被忽视掉了，丧失了了解患者既往病情与治疗经过的大好机会，一些医生还在处方患者已经明确表示无效的治疗药物，在这样的基础上你可以想象会获得良好的治疗效果吗？而且医生对患者的漫不经心态度或不耐烦情绪也会伤害患者的感情和对医生的信任。

（2）处处替患者着想、替患者保守秘密。一些患者对于自己患有的性功能障碍存在很多错误观念，例如，这个"毛病"不看也不会影响生活，这个疾病可能"很难缠"，费钱又难以治愈等。他们迫切需要医生了解"真正的"病因，甚至于将不能够对亲人讲的话都可以对医生坦言，但同时又不愿意其他人知晓。医生应该理解患者的"难言之隐"，给以必要的隔离问诊，并且不要轻视患者，以免患者遭遇尴尬境况。

（3）检查全面细致，手法轻柔。必要的检查是确定诊断的重要依据，并且不要只是做表面工夫，要通过检查真正获得必要的信息。检查手法一定要轻柔，过重的检查手法可以造成患者的明显不适，使其产生对检查的恐惧感，也会造成对男人"小宝贝"的医源性损伤，加重患者的病情。此外，过于粗暴的检查手法获得的检查结果也不一定可信，并因此而影响到我们对病情或治疗效果的判断。

（4）具有丰富的理论知识，能够使患者信服，又具有严谨的科学态度，不盲目夸大治疗效果。医生应该全面系统地分析患者产生症状的原因、造成以往治疗失败的可能因素、即将采取的治疗措施的依据和可能预期的效果，治疗效果不明显时必要的方案调整等，使患者对你的知识与经验产生信任感，觉得你能够治好自己的疾病，这对患者很重要。有一些患者由于疾病的久治不愈及多方求治，甚至主动购买并大量阅读专业书籍，专业知识相当丰富，一些经验不足的医生很可能为患者各式各样的问题所难倒，不知道该如何回答，导致患者对医生没有信心，因而对医生的治疗措施不十分配合，也必然导致治疗的失败。

掌握丰富的经验、充满自信心对于医生来说固然重要，但同时应该避免说大话，盲目地吹嘘治疗效果，尽管可能使患者短时期内产生一定程度的信任，但必将更大程度地丧失这种信任，使患者再次陷入困境，对医生和医疗技术完全绝望。

（5）医生在接诊男性性功能障碍患者时要向患者讲解必要的相关知识，教给他们一些切实可行的性生活技巧和常识等。很多久治不愈的以及治疗后复发的老患者也往往抱怨医生并没有给他们讲解必要的知识，使其没有能够获得满意的治疗效果，或是由于知识误区造成严重的后果。

（6）医生应该要求患者定期随诊。对于不能按时随诊的患者，也应该主动采取电话、E-mail、信函或其他方式随诊。能够主动随诊表明医生对患者病情的关注，可以令患者非常感动，增强对医生的信任，并产生强烈的治愈疾病的愿望，这对于性功能障碍患者重新建立对医生和医疗技术的信任与依赖都是非常重要的；随诊可以帮助医生了解治疗方案的有效与否，通过对治疗效果的分析，寻找出治疗各种类型性功能障碍的最佳治疗方案，积累经验；随诊还可以完善患者的病案，对于累积下的大量相关疾病的治疗经验是科学研究和经验介绍与推广的重要基础。从某种意义上讲，医生技术水平的提高是在治疗患者过程中摸索出来的，患者才是医生真正的老师。

# 后　记

## 1. 中国男性健康日

### 男性健康日的名称

　　人类社会是由男性和女性共同组成的，男性健康关系到人类的生存和发展，也是全球共同关注的重要战略问题之一。2000 年，国家人口计生委宣教司将 10 月 28 日确立为我国"男性健康宣传日"，简称"男性健康日"。过去，男性健康问题不像女性健康那样被广泛关注，长期忽视了男性在家庭计划生育、生殖健康决策和行为方面所起的作用。通过男性健康日来强化宣传普及有关男性健康的科学知识，借此引起全社会都来关注男性健康，解决男性在生殖保健、心理保健和社会承受能力等方面的疾病和困惑，创造美满和谐的夫妻生活、提高家庭生活质量。

### 男性健康日的由来

　　2000 年，为加强人口与计划生育科普知识的宣传，唤起男性参与计划生育的主动性和责任感，树立科学、文明、进步的婚育观念，在辉瑞制药公司的协助下，国家计生委在全国 16 个城市开展了男性健康宣传教育项目的试点工作，并决定于 10 月 28 日在北京、上海、大连等城市开展以"关注男性生殖健康和男性参与计划生育"为主题的"男性健康日"集中宣传活动。自此，每年的这一天，国家有关部门都会根据不同的主题，就男性健康问题在全国各大城市大力宣传，增强社会民众的自我保障意识。

　　自从建立男性健康日以来，到 2017 年的 10 月 28 日，已经经历了 18 个健康日，每年的健康宣传主题不尽相同，但都是围绕男性健康而展开。2001 年的主题是：男性健康与文明家庭；2002 年的主题是：关注男性健康，计划生育丈夫有责；2003 年的主题是：关心男性健康，普及科学知识；2004 年的主题是：关注男性健康，提高生活质量；2005 年的主题是：关注男性健康，促进家庭和谐；2006 年的主题是：健康与幸福同在，责任与和谐同行；2007 年的主题是：关注男性健康，树立大健康观念；2008 年的主题是：男性健康要科学引导，和谐生活从健康开始；2009 年的主题是：关注男性健康，幸福你我同享；2010 年的主题是：健康·家庭·和谐；2011 年的主题是：关注男性健康，创建幸福家庭；2012 年的主题是："关注男性健康，构建家庭幸福"；2013 年的主题是：关注男性健康，倡导健康生活方式；2014 年的主题是：关爱男性健康，促进家庭和谐；2015 年的主题是：关爱男性健康，普及健康知识；2016 年的主题是：关爱下代健康，关注男性不育；2017 年的主题是：关爱男性健康，构建圆满家庭。

### 与男性健康日相关的防病健康知识

现代社会竞争越来越激烈，人们的心理压力越来越大，生活节奏越来越快，生存环境的污染又越来越严重，作为家庭的实际主力，男性的生殖健康问题自然越来越突出。与女人相比，男人的总体生活质量明显低下，表现在平均睡眠时间少、饮食次数少、参加体育运动时间少、接受健康体检次数少、平均寿命比女人短 5 ~ 6 年。

由于不良饮食习惯和生活方式，以及复杂的社会环境，给男人健康带来了明显的冲击，男人特有疾病（前列腺炎、前列腺癌、生殖器肿瘤等）的发生率在不断增加，男人最担心的性能力也频繁给他们带来难堪，阴茎不能坚硬地勃起（阳痿）和勃起不能挺得更持久（早泄）的发生率也越来越多。难怪许多男人发出"做男人'挺、坚'难"的感慨。在生育方面所面对的形式更加严峻，男性不育的发生率逐年上升，世界范围的人类精液质量在逐渐下降，其中精子数量平均每年以 2% 的速度下降，近半个世纪来男性的精子数量下降了一半，形形色色的让人无所逃遁的环境因素对生殖产生不利影响。而像心脏病、糖尿病等 30 多种多发疾病中，男性发病率均高出女性一倍。因此，迫切需要全社会，尤其是男人要正确认识男性疾病，专科医生要建立和规范男性疾病防治体系，重视男性生殖生

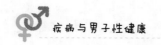 

育健康，让生命更美好，让生活更加完善！

近年来，从时有发生的个案来看，"性骚扰"早已并非女人"专利"，但因为相关法律法规不完善，造成男人投诉无门，或遭遇法律空白的无奈。妻子对丈夫实施"精神暴力"或"冷暴力"的行为也很普遍，这些精神上的摧残让男人更加难以忍受。在女权主义不断上升的当代，男人正在逐渐走向劣势，做男人的艰难之处不仅表现在就业、婚姻、家庭、生理、心理等诸多方面，还表现在维权上，男人们在不断地承受着社会变动产生的新压力，却没有相应机构和法律来维护男人的合法权益。女性有"妇联"组织关怀，但是男性呢？你见过"男联"吗？难怪近年来倡议成立"男联"的呼声越来越高，呼唤"男联"的背后，有着许多不被人重视的男人们的苦涩……

国家人口计生委设立"男性健康日"的目的就是"关注男性，造福家庭"，显示国家将关注男性健康纳入计生工作的重要范畴，这也是男性发展历史的一个里程碑。人们开始深入探索什么是"男性健康"及男性健康的重要性。医疗机构也开始重视"男性健康"，许多医院专门开设了"男科门诊"，为男科病患者提供服务，相当数量的男科疾病患者通过治疗使病症得到了根除或缓解。

## 2. 好医生是这样成长的：甘于寂寞，却不甘于平庸

"成才"对于辛勤的学子们具有多么大的诱惑呀！多少人为之而努力，而又有多少人因为难以如愿而扼腕叹息。然而拿到了那张"纸"（文凭）并不能真正意味着成才，甚至什么也不是。学士、硕士甚至博士学位对于一个医生来说简直太普遍了，你仍然可能难以得到理想的工作，甚至可能没有任何职位而成为"下岗"一族。获得一定的学位只是确定职业的前提和事业的刚刚起步，与事业腾飞相距甚远，在成才的道路上还有许多的艰难险阻。

炼成钢铁很困难，而培养一个合格的医生更艰难。怎样成长为一个理想的合格医生？每个人的答案都不尽相同。我个人认为，一个好的医生应该甘于寂寞，却不甘于平庸。

能够忍得住寂寞是做好医生的基本要求。日常临床工作中的突破并不是总会发生，甚至很少发生，尤其是对于那些在基层工作的医生来说更是如此。每天的绝大部分工作是重复性劳动，面对有限的几个病种，按照治疗规范反复使用几种常规的治疗措施，千篇一律，如同"祥林嫂"一样每时每刻重复着同样的故事。所以，你一定要甘于寂寞。甘于寂寞还应该表现在要专心致志地做学问，不为名利所动，"乐于"忍受与星星做伴的孤独。

然而仅仅满足于"寂寞而平凡的工作"，将永远也不可能成为理想的医生。成功总是更加偏爱有准备的人。好医生应该学会在忍受寂寞的前提下的不甘平庸。只要选择了不甘平庸，你就要加倍地勤奋。俗话说得好：熟能生巧。只有在反复进行大量的临床实践基础上才有可能突破常规、建立新的规范，这往往需要漫长而艰苦的努力，而难耐寂寞者很难会静下心来实现这种突破。

真正的成才是要用你付出终身的努力、智慧和辛劳来换取的，在寂寞中脚踏实地，积累智慧和经验，并等待那不平庸时刻的到来。